명의가 필요한 순간

명의가 필요한 순간

양희 지음

⟨명의⟩ 작가가 17년 동안 만난 기적의 순간들

몽스북
mons

언제나 그리운 나의 아버지,
그리고 저마다의 방법으로 질병과 싸우고 있는 분들께
이 책을 바칩니다.

차례

추천사   9
서문   12

part 1. 매일의 기적이 일어나는 곳   19

환자를 위해 존재하는 사람 **김남규 | 대장항문외과**   21
기적은 사람의 손에서 **양지혁 | 심장외과**   27
예기치 않은 불행을 만날 때 **오창완 & 방재승 | 신경외과**   35

작가 노트 의사의 따뜻한 한마디가 치료의 시작이다   45

part 2. 환자의 손을 잡아주는 사람   53

당신이 오래 살았으면 좋겠습니다 **주동진 | 이식외과**   55
세계 최고 로봇 수술의 비밀 **형우진 | 위장관외과**   61
투석, 끝이 아니라 시작입니다 **신석균 | 신장내과**   67

작가 노트 멈춰 서니까 보이는 거예요   73

part 3. 치료 너머 치유   79

두경부암, 최악의 암을 치료한다는 것 **김철호 | 이비인후과**   81
오지 못하는 환자를 기억합니다 **이석구 | 소아외과**   89
온 마음을 다해 마음을 치유하는 의사
박원명 & 우영섭 | 정신건강의학과   97

작가 노트 의사의 마음   104

part 4. 간절하게, 지혜를 모아   109

엔데믹은 끝나지 않았다 **엄중식 | 감염내과**   111
아픈 무릎을 일으켜 세우는 일 **민병현 | 정형외과**   119
어디에 있든 얼마나 아프든, 살려서 치료받게
양혁준 | 응급의학과   127

작가 노트 질병과 마주하는 슬기로운 자세   134

part 5. 참으로 위대한 직업   141

척추를 바로 세워주는 5시간의 수술 **김진혁 | 정형외과**   143
삼차 신경통, 가장 지독한 통증을 해결하다 **박봉진 | 신경외과**   153
흉벽 기형 수술, 그 표준을 만드는 의사 **박형주 | 흉부외과**   159

작가 노트 무엇을 먹으면 건강해질까?   166

part 6. 이런 의사를 만나고 싶다   173

우리가 만나고 싶은 의사는…… **김근수 | 신경외과**   175
생사의 갈림길을 지키는 사람 **박승정 & 박덕우 | 심장내과**   183
우리는 암을 치료하려고 사는 게 아니에요 **이진수 | 종양내과**   191

작가 노트 마지막을 위한 준비   198

에필로그   204

추천사

2024년 초에 시작된 의정 갈등 속에 무너진 환자의 의료진에 대한 신뢰 회복이 절실한 상황이다. 이 책은 의학 정보의 홍수 속에서 국내 최고의 의료진과 함께 바르고 정확한 정보만을 전달하고자 노력해 온 의학 다큐멘터리인 EBS 〈명의〉 작가가 17년 동안 방방곡곡 찾아다니며 만났던 진짜 의사에 대한 기록이다. 또한 의료진도 환자도 아니면서 진료실에서 수술실까지 병원 구석구석을 돌아보며 배운 인생의 이야기이며 치유의 고백이다. 동시에 나의 병을, 내가 사랑하는 이의 병을 치료해 줄 좋은 의사, 진짜 의사는 어떻게 만나볼 수 있는지 알려주는 안내서다.

환자를 살리는 것은 의술이 아니라 인술이다. 죽을 사람을 살려내는 의사만이 '명의'가 아니다. 환자의 아픔, 나의 아픔을 알아주고 그 고통에서 구해 주는 의사, 신의 손을 빌려 나를 치료해 주겠다는 믿음을 주는 의사가 바로 '명의'라고 저자는 말한다.

각자의 전문 분야에서 환자의 건강과 생명을 지키기 위해 밤낮을 가리지 않고 일하는 진짜 의사들의 이야기가 훈훈하게 가슴을 적신다. 경제적 이득이나 사회적 명예를 위해서가 아니라 의사라는 직업을 하늘이 내려준 천직으로 알고 자신을 믿어주고 신뢰하는 환자들을 위해 최선을 다하는 이들에게 '명의'라는 영예가 주어지는 것이 당연하지 않은가.

가족 중에 환자가 생기면 병원에 간다. 중한 병이라고 생각되면 인터넷에서 검색하고 명의를 찾아 여기저기 지인들에게 수소문하게 된다. 가장 사랑하는 사람이 죽을 만큼 아픈 것도 힘든데 병원에 아는 사람이 없다는 것, 치료 방법에 대해 상의할 사람이 없다는 것, 그것만큼 힘들고 외로운 일이 없었다고 저자는 말한다. 폐암에 걸린 젊은 아버지를 모시고, 커다란 대학병원 로비에 의지할 데 없이 앉아 있던 30년 전의 자신에게 전해 주고 싶다고 한 말에 공감이 간다.

"의사를 믿어. 그리고 그에게 말해. 나는 믿을 사람이 당신뿐이니 잘 치료해 달라고 말야."

환자의 신뢰 속에 환자를 위해 최선을 다하는 명의들이 태어나게 된다.

중한 병에 걸려 어떤 치료를 할지 결정의 기로에 서 있는 환자와 그 가족들에게 이 책을 적극 추천하고 싶다. 세분화된 진료 분야에 국한된 환자들을 진료하는 의료진과 '명의'를 꿈꾸는 젊은 의학도들에게도 환자의 마음을 헤아려 공감할 수 있는 안목을 갖출 수 있도록 일독을 권한다.

이진수(전 국립암센터 원장)

서문

"다큐멘터리를 왜 만들어요?" 누군가가 내게 질문을 한다. 그 짧은 질문 속엔 많은 말이 생략돼 있다. 묻는 이도 답하는 이도 안다. 수개월 혹은 수년씩 걸리는 일을, 쉽지도 않은 일을, 돈도 명예도 되지 않는 일을 왜 하느냐 묻는 것이다. '(어려운) 시를 왜 써요?' '(높은) 산에 왜 올라가요?'와 비슷한 궁금증이리라.

"함께 울어주고 싶어서요." 나는 그렇게 답한다. 누군가의 인생을 바꿀 순 없지만 함께할 수는 있다. 주류 세상으로부터 밀쳐진 약자들, 소외되고 상처받은 이들, 힘없고 억울한 이들 혹은 것들, 그들과 함께 울어주려고 다큐멘터리를 만든다. 기도가 거창한 것이 아니라 '가만히 눈을 감기만 해도 기도'라는 이문재의 시처럼, 카메라를 사이에 두고 조용히 누군가를 바라보는 것만으로도 혹은 들어주는 것만으로도 때론 위로와 치유가 된다. 거기엔 '내가 너의 아픔을 안다.'는 공감이 전제돼 있다. 그래야 한다.

타인의 아픔을 느끼는 심장은 대체 어디에 있는 걸까. "인간이 배울 만한 가장 소중한 것과 인간이 배우기 가장 어려운 것은 정확히 같다. 그것은 바로 타인의 슬픔이다."라는 신형철의 글에 밑줄을 그으며 마음이 무거워진다. 타인의 슬픔을 공감하는 일은 그토록 힘든 일이구나 다시 한번 깨닫는다. 그래서 공부해야 한다. 책도 읽고 다큐멘터리도 보면서 공부하듯 타인의 슬픔을 익혀야 한다. 그래도 배우기는 어렵다.

2007년 3월에서 2024년 3월까지 EBS 〈명의〉 작가로 살았다. 의료진도 환자도 아니면서 진료실에서 수술실까지, 병원 구석구석을 바라보았다. 죽음과 삶이 어깨를 맞댄 병원에서 아이러니하게도 나는 인생을 배웠다. 병원만큼 눈물을 많이 만나는 곳이 있을까? 사람 많은 대기실에 앉아 눈물을 철철 흘려도 이상하지 않은 곳이 병원이다. 거기 앉아 함께 눈물을 흘리다 보면 절로 철이 든다. 생로병사가 여기에 있구나, 나는 작디작고 연하디연한 사람이구나, 우리는 유한한 시간을 살고 있구나 하고 말이다.

몸이 아플 때 사람은 가장 약해진다. 병에는 가볍고 무거움이 없다. 하지만 많은 이는 아픈 것이 자신의 잘못인 것처럼 묻는다. "저 열심히 살았거든요. 착하게 살았거든요. 근데 왜 이런 몹쓸 병이 생겼을까요?" 안타깝게도 병은 사람의 선악을 따르지 않는다. 아무리 지극 정성으로 보살펴도 부모로부터 받은 몸에 따라 환경에 따라 혹은 우연히 병은 찾아온다. 안다. 그럼에도 억울하다.

〈명의〉 작가로서 가장 많이 받았던 질문은 '누가 명의냐?'는 것이다. 콕 짚어 이 사람이 내 병을 잘 고칠 수 있겠느냐 묻는다. 하지만 세상 어떤 유명한 의사도 내 병을 고치지 못하면 명의가 못 된다. 또 명의라고 환자를 잃지 않는 것도 아니다. 그러니 800편이 넘는 〈명의〉를 제작하며 내가 깨우친 것은 '누가 명의인가?'가 아니다. '어떤 사람이 진짜 의사인가?' 하는 것이다. '진짜 의사라면 어떤 면을 지니고 있어야 하는가?' 하는 그 기준을 알게 된 것이다. 그 사람은 내 아픔을 알아주는 이다. 내 고통을 알고 그 고통에서 나를 구해 주겠다는 이, 신의 손을 빌려 나를 치료해 주겠다는 이, 그런 의사가 바로 명의다.

"무릎 때문에 그동안 많이 힘드셨죠? 제가 아프지 않게 해드릴게요." 단 두 마디였다. 정형외과 인용 교수의 진료실에 눈물이 떨어졌다. 이렇게 아파지다가 혹여 내 힘으로 걷지 못하는 날이 오는 것은 아닐까, 누군가의 도움 없이는 살지 못하게 되는 것은 아닐까 걱정과 불안에 휩싸여 잠 못 들었을 환자는 의사의 단 두 마디에 이미 치유가 되었다. 진료실 문을 나서는 이의 발걸음이 벌써 가벼워졌다. 아, 이래서 명의가 아닐까 하는 생각이 들었다.

'명의'라는 타이틀을 가지고 내가 만나온 많은 의사에게는 사람을 살리는 말이 있었다. 더 정확히 말하면 그 말을 가지고 있는 의사가 진정 '명의'였다. 그들은 환자의 아픔을 정확히 알고 해결하는 방법을 말했으며, 오랜 경험과 전문적인 지식이 담긴 말에는 권위가 있었다. 아픈 사람은 그의 말을 믿고, 그의 말을 붙들고 병을 이겨낸다. 방송 준비를 위해 취재를 하고 원고를 쓰며 나는 깨달았다. 17년 동안 전국 방방곡곡으로 이름난 의사를 찾아다녔지만 결국 사람을 살리는 것은 의술이 아니라 인술이라는 것을 말이다.

불과 2년 전, 우리는 얼마나 허술한 의료 시스템 위에 살고 있는지 뼈저리게 느끼게 되었다. 언제든지 병원에서 의사가 사라질 수 있었고, 아파도 치료받지 못할 수도 있었다. 그제야 공공 의료가 어떤 방패가 되는지 알았고, 붕괴 직전에 있는 지역 의료를 다시 보게 되었다. 유례없이 높은 '의대 지망률'에도 불구하고 산부인과, 응급의학과 같은 필수과 인력의 부족 현상은 어디서부터 손을 대야 할지조차 계산할 수 없는 총체적인 문제라는 현실도 직시하게 되었다. 이런 가운데 '명의'를 소개한다는 것이 방송을 제작할 당시 가장 힘들고 민망한 일이었다.

그러니 이 책은 어쩌면 이제는 세상에 없는 의사, 신화가 되어버린 의사를 그리워하는 글이 될지도 모른다. 환자를 위해 밤을 새고 새벽이나 주말에도 병원에 나와 환자를 살피는 의사, 어린 환자를 '우리 아이'라 부르며 기도하는 의사, 응급 콜이 오면 환자에게 좀 더 빨리 달려가려고 연구실 소파에서 자던 의사, 일 초의 망설임도 없이 무엇보다 환자가 먼저라고 답하는 의사……. 그런 의사가 실제 있었다. 나와 EBS의 〈명의〉가 그 증인이다. 분명 있었다. 그들이 있어서 함께 울었고 함께 기뻐할 수 있었다. 그리고 그들이 세상에 있다는 사실이 고맙고 신기해 힘들게 방송을 만들어내면서도 지치지 않을 수 있었다. 그러므로 나는 그들이 존재한다고 믿는다. 세상에 수많은 의사가 있지만 아픈 사람을 치료하고 생명을 구하겠다는 '직업 의식'을 가진 의사들은 따로 있다. 그들이야말로 우리가 병원에 가서 한 시간을 기다리고도 억울해하지 않는, 나이 불문하고 몸을 낮춰 '선생님'이라 부르고 싶은 진짜 의사일 것이다.

이 책은 내가 만났던 진짜 의사에 대한 기록이자 병원에서 배운 인생의 이야기이며 치유의 고백이다. 상대의 고통을 덜어주려는 마음을 갖고 환자를 치유하는 의사들, 그리고 생과 사의 위기 앞에서 비로소 인생을 알아가는 환자들. 그 마음을 배울 수 있다면, 그래서 조금 빨리 철이 들 수 있다면 우리는 생을 조금 더 값지게 살 수 있지 않을까.

긴 시간을 바쳐 〈명의〉를 집필하며 배운 것은 바로 '연민과 사랑', 그것이었다고 나는 고백한다. '생'을 통틀어 우리가 나눌 것, 간직할 것은 그것이 전부라고 말이다.

part 1.
———

매일의 기적이 일어나는 곳

환자를 위해 존재하는 사람

김남규 | 대장항문외과
(전) 신촌 세브란스병원/(현) 용인세브란스병원

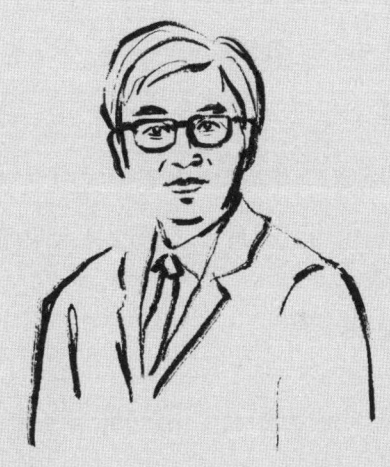

"의사는 환자를 위해 존재하는 사람이야!"라는 의사의 말은
환자로서 또 가족으로서 심장에 새기고 싶은 말이다.
의사가 스스로 자신의 존재 이유를 '환자를 위한 사람'으로 규정한다면
그는 환자를 살리기 위해 최선을 다할 것이다.
그래야 그도 환자도 사는 것이니까. 그 후의 일은 신의 영역일 뿐이다.

때론 예상치 못하는 곳에서 '명의'의 말을 만났다. 촬영에 들어가면 카메라는 명의로 선정된 의사들과 3주 동안 함께한다. 소형 무선 마이크를 의사 가운 안쪽에 부착해 두고 특별한 상황이 펼쳐지면 바로 촬영 버튼을 누른다. 촬영이 시작되면 모든 말은 녹음된다. 출연 의사들이 카메라가 있다는 의식을 하는 것은 사나흘, 그 정도 시간이 지나고 나면 본래 자신이 하던 말을 한다. 그때부터가 진짜다. 그래서 편집용 시나리오를 쓰기 위해 촬영본을 보다 보면 무심코 툭 던지는 말에서, 손길에서, 눈빛에서 그의 태도를 눈치채곤 한다. '아, 이 사람은 진짜구나.'

"의사는 환자를 위해 존재하는 사람이야. 수술장에서는 개인적인 그 어떤 것도 용납되지 않아. 오로지 환자를 위해서 움직이는 거다!" 대장암 명의 김남규 교수의 수술장에서 녹음된 오디오에서 들린 말이었다. 무수한 말과 소음들 중에 방송에 필요한 말을 고르다 저 말을 들었다.

"의사는 환자를 위해 존재하는 사람이야." 이는 의사로부터 직접

들을 수 없고 확인할 수 없는 말이지만 누구나 듣고 싶은 말이다. 사랑하는 사람을, 소중한 이를 수술장에 보내 놓고 그 절망의 자동문 앞에 서본 사람은 안다. '수술장 문 뒤로 어떤 세상이 펼쳐질까? 의사들은 정말 최선을 다해 수술해 주는 걸까? 자기 가족처럼 여겨줄까?' 수많은 의문과 의심은 김남규 교수의 말로 모두 답이 되었다.

김남규 교수는 31년간 세브란스병원에서 대장암을 비롯한 다양한 대장항문 질환의 치료와 연구에 전념해 온 의사다. 〈명의〉에는 다섯 번이나 출연할 만큼 대장암 분야에서는 말이 필요 없는 의사이자 스승이다. 대학병원에 있다 보니 전국의 대장암 환자들 중 '가장 힘들다'는 이들이 그를 찾는다. 이미 악성 종양이 뼈나 간 등 다른 장기에 전이된 3기 혹은 4기의 환자가 대부분이다.

촬영 중에 만났던 40대의 여성 환자는 난소와 소장에까지 전이된 4기의 대장암이었다. 환자는 자신이 속한 대장암 4기의 경우, 5년 생존율이 약 20%라는 걸 이미 알고 있었다. 김남규 교수는 그렇다고 환자를 포기할 의사가 아니었다. 그는 "만일 항암 치료나 방사선 치료를 통해 암의 사이즈를 줄여 수술할 기회를 가질 수 있다면 생존율을 75%까지 높일 수 있다."고 환자에게 말했다. 수치로 나타난 '생존율'을 덤덤하게 바라보던 환자는 김남규 교수의 말에서 빠르게 희망을 찾아냈다. 환자는 의사를 믿었다. 진단 당시엔 암의 크기가 커 수술이 불가했지만 수술이 가능한 상태로 만들기 위해 의료진은 다학제 진료를 시작했다. 8차례에 걸친 표적 항암 치료 끝에 수술이 가능해졌다.

이렇게 적극적 치료 끝에 수술이 가능해지는 환자가 2019년 기준으로 40% 정도였고 최근엔 60%까지 올랐다. 4기라고 해서 포기할 수 없는 이유가 거기에 있다.

오랜 가뭄 끝 단비가 내리던 날, 그 40대 환자는 수술장으로 들어갔다. 수술을 받을 수 있다는 것만으로 행복하다고 했다. 남편 역시 아내에게 최선을 다해 준 의료진에게 감사했다. 혹여 완치가 되지 못한다 해도 아내와 자신에겐 여한이 없다는 것이었다.

허망하게 소중한 이를 잃었을 때 가장 큰 자괴감은 '그것이 최선이었나?' 하는 의문에서 시작된다. 나 역시 마흔아홉의 아버지를 폐암으로 보내고 나서 묻고 또 물었다. 아버지를 잃었다는 상실감과 슬픔도 컸지만 살릴 수 있었는데 방법을 알지 못해 시도조차 못 한 것이라면 어쩌나 하는 두려움이 더 컸다. 의학 다큐멘터리의 작가가 되고 싶었던 것도, 17년이나 그 자리를 지킨 것도 결국은 그 의문을 풀고 싶어서였다. 어쩌면 '불가항력'이었다는 것을 확인하고 싶었던 것인지도 모른다.

그러니 "의사는 환자를 위해 존재하는 사람이야!"라는 의사의 말은 환자로서 또 가족으로서 심장에 새기고 싶은 말이다. 의사가 스스로 자신의 존재 이유를 '환자를 위한 사람'으로 규정한다면 그는 환자를 살리기 위해 최선을 다할 것이다. 그래야 그도 환자도 사는 것이니까. 그 후의 일은 신의 영역일 뿐이다.

2023년 기준, 대장암은 한국인이 두 번째로 많이 걸리는 암이다. 김남규 교수가 처음 〈명의〉에 출연한 2007년 때만 해도 대장암 5년 생존율은 3기 기준 54%, 4기 기준 11.9%였다. 하지만 2023년 발표한 국가암등록통계에 따르면 대장암의 생존율은 3기 기준 82.1%, 4기 기준 20.6%이다. 암에 걸린 이들은 안다. 저 숫자의 변화가 무엇을 의미하는지. 어떤 환자도 포기하지 않으며 오로지 환자를 위해 존재했던 의사, 온 생을 다해 의사의 삶을 달려온 진짜 의사가 만들어낸 희망의 숫자다.

2021년 신촌 세브란스병원에서 퇴임할 때까지 김남규 교수는 하루 평균 일곱 시간씩 서서 일 년이면 약 450여 건의 수술을 집도했다. 퇴임 후 그는 용인세브란스병원으로 옮겨 환자와 만나고 있다. 어디에 있든 그는 최선을 다할 것이라는 것을 나는 안다. 환자라도 환자가 아니라도 그를 만나게 된 것이 얼마나 감사한지 모른다. '외과의사 김남규', 우리에게 이런 의사가 있다.

기적은 사람의 손에서

양지혁 | 심장외과
삼성서울병원

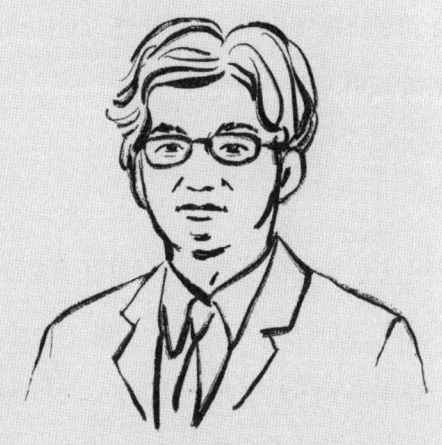

"기적은 반드시 사람의 손에 의해서 이루어진다!
저는 그런 믿음이 있습니다.
어떤 형태로든 저는 사람의 손을 거친다고 생각을 합니다."

그해 크리스마스를 앞두고 나에겐 간절한 기도가 하나 있었다. 바로 뇌사 심장 기증이 나타나는 것이었다. 환자는 여섯 살의 예나(*가명). 확장성 심근병증으로 심장이 제 기능을 잃은 상태였다. '확장성 심근병증'은 여러 가지 원인에 의해 심장 근육에 이상이 생기는 질환으로, 주요 증상은 심장이 커지고 심장벽이 얇아져 수축과 이완이 잘 되지 않는다. 대개는 성인에게서 많이 나타나지만 소아군에서도 네 살이나 다섯 살 무렵이 되면 말기 심부전을 경험하면서 이식을 해야 하는 경우가 생긴다.

예나는 전국 어디서든 심장 기증이 나타나면 제일 첫 번째로 받을 수 있는 대상자였다. 그만큼 병이 심했다. 만일 기증자가 나타난다면 혈액형을 비롯한 여러 조건을 살펴 이식 적합 대상자를 고르게 된다. 소아의 경우, 비슷한 체격의 뇌사자로부터 심장을 구해야 하기에 더더욱 어렵다. 수일 내로 뇌사 기증자가 나타나는 것도 어려운 일인데 까다로운 이식 조건까지 맞아야 하니 거의 불가능한 일인 듯 보였다. 이렇게 예나는 여러 번의 기적이 더해져야만 새 심장을 얻을 수 있었다. 중환자실에 들어온 지도 벌써 두 달째. 그사이 예나의 심장은 말기 심부전이 되면서 기능을 거의 잃어버려 '에크모'를 변형한 체외 순환 장치(심실 보조 장치)를 달았다. 이는 심부전으로 인해 혈액을 짜주지 못하는 심장에 연결하는 기계인데, 촬영 당시엔 소아에게 쓸 수 있는 장기적인 심실 보조 목적의 장비가 없었기 때문에 그 방법이 최선이었다. 하지만 4~6주 정도의 단기간에 적합한 이 장치를 장기간 사용하니 치명적인 합병증이 생길 수 있다는 것이 문제였다.

"저희 입장에서는 굉장히 초조합니다. 부모님께는 '이 기계가 오늘 당장 멈춘다고 해도 더 이상 마땅한 방법이 없다.'라고 말씀드릴 정도로, 매시간 지켜보는 것 자체가 초조합니다." 예나의 주치의인 양지혁 교수의 눈빛이 흔들렸다. 그는 심장 이식과 인공 심장 수술을 전담하는 심장외과 의사로 tvN 드라마 〈슬기로운 의사생활〉의 모티브가 된 실제 인물이다. 그가 속한 심장외과는 지난 2012년 국내 최초로 중증 심부전 환자에게 시행하는 인공 심장인 '이식형 좌심실 보조 장치' 수술을 성공했으며, 200례(2024년)를 돌파한 최고의 팀이다. 그런 그가 '마땅한 방법'이 없다고 하는 것은 캄캄한 말이었다.

예나는 겨우겨우 버티고 있었다. 제대로 된 심장 박동이 불가능해지면서 손이 떨리거나 눈에 초점을 잃는 증상도 나타났다. 양지혁 교수는 하루에도 몇 번씩 중환자실에 들러 예나의 상태를 확인했다. 예나를 살릴 최선의 방법은 뇌사 장기 기증을 받는 것. 하지만 심장 이식을 기다리는 환자의 일부만 이식을 받을 수 있을 만큼 쉽지 않은 일이다. 더구나 뇌사 이식은 누군가 세상을 떠나야만 한다는 점에서 의사에겐 극복되지 않는 딜레마이기도 하다. "우리 애를 보고 있으면 빨리 낫게 해주고 싶은 마음이 간절해요. 그렇다고 뇌사가 나오라고 바랄 수도 없고……. 이것이 저희가 가지고 있는 뇌사 장기 기증의 한계입니다." 양지혁 교수의 쓸쓸한 고백이었다.

며칠 후 드디어 뇌사 기증 소식이 들렸다. 심장의 크기, 상태, 혈액형 등 수많은 조건이 예나에게 딱 맞았다. 눈물로 하루하루를 보내던 예나의 가족에겐 지옥에서 천국으로 넘어가는 순간이었다. 뇌사 판정을 내린 병원을 향해 적출팀이 달려갔고, 그 사이 양지혁 교수는 수술을 준비했다. 뇌사자의 심장 적출로부터 4시간 이내에 이식을 해야 심장이 기능을 제대로 할 수 있기 때문에 이식은 시간과의 싸움이다. 적출팀이 심장을 가지고 돌아올 시간을 계산해 양지혁 교수는 예나의 수술을 시작했다. 그의 지휘 아래 흉부외과, 소아청소년과, 마취과를 주축으로 영상의학과, 진단검사의학과 등의 지원 부서가 호흡을 맞췄고 수술장 간호사와 체외순환사, 수술 조수 등이 빠르고 정확하게 수술을 도왔다.

이식을 외과 수술의 꽃이라고 하는 이유를 알 것 같았다. 한 아이를 살리기 위해 참으로 많은 의료진이 각자의 몫을 다하고 있었다. 약 7시간 동안의 대수술 끝에 예나는 무사히 중환자실로 옮겨졌다. 예나의 엄마는 눈물로 감사의 인사를 보냈다. "같은 부모로서, 아이를 잃은 슬픔이 얼마나 클지 감히 가늠할 수조차 없지만, 심장을 기증해 주신 그 마음을 잊지 않고 아이를 잘 키우겠습니다."

훗날 양지혁 교수에게 그날의 소감을 물었다. "기적은 반드시 사람의 손에 의해서 이루어진다! 저는 그런 믿음이 있습니다. 어떤 형태로든 저는 사람의 손을 거친다고 생각을 하는데요. 이번 기적은 뇌사가 된 아이의 심장을 누군가의 생명을 위해서 기증하겠다는 마음의 결정을 내리셨던 그 엄마아빠의 마음이 만들어낸 기적이라고 저는 생각을 합니다." 그리고 꼭 하고 싶은 말이라며 한마디를 덧붙였다. "이 기적을 만들려면 외과의 혼자만의 힘으론 절대 불가능해요. 마치 오케스트라처럼 수많은 의료진이 각자의 역할을 다해야 가능한 일이죠."

그의 목소리가 생생한데 어찌된 일일까? 우리는 거의 2년 동안 '의료 공백'을 경험했다. 이미 그전부터 흉부외과는 전공의를 '모시기' 어려웠기에 병원의 상황이 궁금해 지난봄에 양지혁 교수께 연락을 해보았다. 그가 털어놓은 한국 의료의 현실은 이런 것이다. 흉부외과는 폐, 식도, 심장, 대동맥, 중환자, 에크모 치료 등 중증 질환 치료를 시행하는 필수 의학 분야로 2023년 기준 전국에 1,120여 명의 전문의가 활동하고 있다. 그중 소아 심장을 전문으로 하는 의사는 약 30여 명. 좀 더 구체적으로 계산해 보면, 2024년에는 전국에 흉부외과 전공의가 12명 있으며 이 중 4년 차 전공의 6명이 2025년에 전문의 자격을 취득할 예정이다. 2028년까지 최대 12명의 신규 전문의 배출이 예상되지만, 같은 기간 동안 약 196명의 전문의가 은퇴할 것이라는 계산이 나온다.

그러니까 현실은 이런 것이다. 당장 2025년 2월에 심장혈관흉부외과 전문의 자체를 배출하지 못한다는 것! 그 말은, 10년 후 당신의 심장을 고칠 수 있는 의사가 없을 수도 있단 것이다.

정신이 번쩍 들었다. 국민의 건강을 두고, 아니 생명을 두고 그 누구도 정치적 이득을 따져서는 안 된다. 의사가 될 수 있는 이들이 2,000명이 늘어나는 것이 중요한 것이 아니라, 어떻게 해야 그들을

'사람을 살리는 의사'로 만들 것인가 하는 사회적 합의가 더 절실하다. 대한민국 국민이 모두 수도권에 살지 않는 것처럼, 수도권에 집중된 '빅5 병원'이 국민의 생명을 구할 유일한 '어벤저스'는 아니라는 것을 기억해야 할 것이다.

사람을 살리는 일은 언제나 기적 같은 일이다. 양지혁 교수의 말처럼, 수많은 이가 각자의 자리에서 자신의 역할을 충실히 해줘야 가능한 일이다. 우리에겐 아직 수많은 기적이 필요하다.

예기치 않은 불행을 만날 때

오창완 | 신경외과
(전) 분당서울대병원 뇌신경센터/(현) 중앙대학교 광명병원

방재승 | 신경외과
분당서울대병원 뇌신경센터

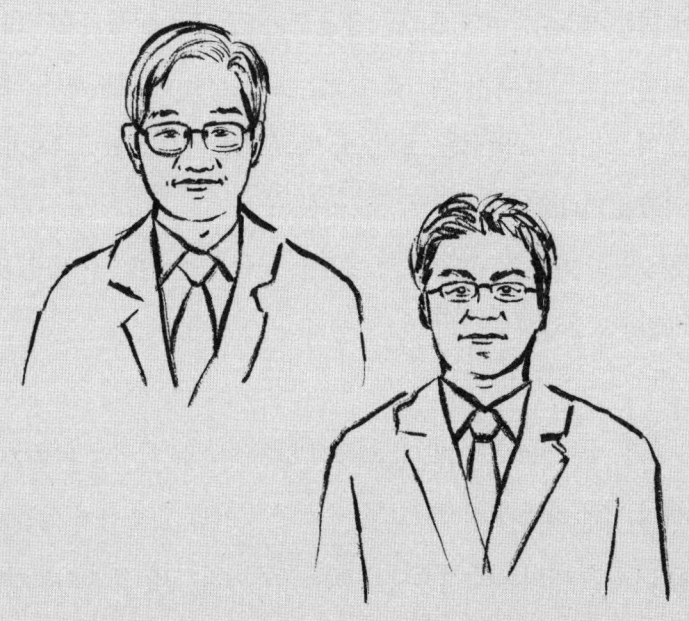

나는 기적을 믿는다. 아니 기적을 보았다. 기적은 다른 것이 아니었다.
누군가의 삶을 이어주기 위해 늘 깨어 있으며 묵묵히 연구하는 것,
간절한 마음으로 사랑하는 이를 위해 기도하는 것, 그것이 기적이었다.

〈명의〉를 집필하면서 안타까운 환자들을 가끔 만난다. 그 어떤 치료 방법을 택하든 기적에 가까운 결과를 기대해야 하는 사람들이다. 의학적으로 힘든 환자, 통계적으로 살리기 어려운 환자들을 맡은 의사에게 나는 물었다. "어떻게 그를 살릴 건가요? 살릴 수 있나요?" 대답은 이랬다. 의사로서 자신이 할 수 있는 모든 것을 다 해본 후 그다음은 신께 맡긴다고 말이다. 그러면서 그는 내게 다시 물었다. "작가님은 기적을 믿나요?"

기적……, 기적은 있을까? 그 질문을 종일 안고 있던 날 밤, 나는 대학병원의 응급실로 달려가고 있었다. 응급 뇌혈관 수술이었다.

수술은 이미 진행 중이었다. 54세의 남자 환자는 허혈성 뇌졸중으로 이미 시력 장애가 시작됐고 술에 취한 것처럼 한쪽 몸이 말을 듣지 않는 편측 마비도 발생했다고 했다. 무엇보다 7년 전 모야모야라는 뇌혈관 질환을 진단받은 환자였다.

'모야모야'는 일본어로 연기가 모락모락 피어오르는 것을 나타내는 말이다. 특별한 이유 없이 뇌 속의 혈관이 막혀 그 부근에 잔가지 같은 작은 혈관이 마치 연기가 피어오르듯이 가늘게 생겨서 붙은 이름이다. 보통 4~5세의 유아 혹은 40세 전후의 성인에게서 증상이 발현되는 경우가 많다. 국내에서는 일 년에 약 500명의 환자가 새롭게 발견되는 희귀 질환이다. 갑자기 몸 한쪽에 마비가 오거나 심한 두통이 발생하기에 뇌경색이나 뇌출혈로 진단되기도 한다. 라면이나 뜨거운 음식을 후~ 하고 불 때나 풍선이나 악기를 불다가 일시적으로 뇌혈류가 감소하여 증상이 나타나는 이들도 있다. 40대 중반까지 아무 일 없이 잘 살다가, 결혼도 하고 아이들도 낳고 키우며 잘 살다가 갑자기 희귀병이 나타나는 것이다. 수술장으로 들어간 그 환자도 그랬다. 예정돼 있었으나 한 번도 예고되지 않은 병, 이름조차 처음 들어본 '모야모야병'이었다.

수술을 맡은 신경외과의는 오창완 교수였다. 그는 막힌 뇌혈관에 새로운 혈관으로 길을 내는 '혈관 우회술'로 잘 알려진 신경외과의 명의다. 내가 도착했을 때는 수술이 시작된 지 세 시간이 지나고 있었다. 나는 푸른 수술복으로 갈아입고 소독을 하고 조용히 수술장으로 들어섰다. 그곳은 마치 먼 우주에 홀로 떠 있는 우주선 같았다. 무중력 상태의 우주선처럼, 의료진의 움직임은 느리고 조용했다.

수술장 한가운데에 오창완 교수가 앉아 있었다. 그는 현미경을 통해 환자의 뇌 속을 들여다보며 수술을 진행 중이었다. 하지만 내가 본 수술장은 한 장의 사진 같았다. 오창완 교수의 손은 움직이지 않고 있었다. 아무리 들여다봐도 정지된 채 앉아 있는 것처럼 보였다. 하지만 현미경 속을 보여주는 모니터에 비친 그의 손끝은 작고 여린 새처럼 바삐 움직이고 있었다. 그는 수술장 한가운데 홀로 섬처럼 떠서, 마치 마법사처럼 보이지도 않는 실과 바늘을 들고 두 개의 혈관을 잇고 있었다. 숨소리조차 크게 낼 수 없는 긴장의 시간이 흐르고 흘렀다.

얼마나 지났을까? 새롭게 길을 낸 뇌혈관에 혈류를 확인할 순간이 왔다. 조심스레 초음파 도플러를 갖다 대니 마치 심장 소리처럼 쿵쾅쿵쾅 혈액이 흘러가는 소리가 들렸다. 그것은 새 혈관이 제 기능을 한다는 신호였으며 그가 다시 살아날 수 있다는 약속이기도 했다. 그제야 오창완 교수는 현미경 앞 작은 의자에서 일어섰다. 오후 다섯 시에 시작했다는 수술이 끝난 시간은 밤 열한 시로 바짝 다가가 있었다.

수술이 끝난 후 복도에서 그에게 물었다. 아까 이어 붙인 혈관의 크기가 얼마나 되느냐고. 그는 제법 큰 혈관을 찾았는데 직경이 약 '1밀리미터'였다고 했다. 그 보이지도 않는 바늘로 몇 땀을 떴는지 또 물으니 '13땀'을 떠서 이었다고 한다.

　1밀리미터의 혈관을 열세 땀이나 꿰매 이어 붙이는 사람. 나는 아무 말도 못 하고 "수고 많으셨습니다." 하고 허리를 깊이 숙였다. 다른 그 무엇도, 다른 그 어떤 말도 할 수가 없었다. 무엇보다 피곤해 보이는 그를 더 붙들고 있을 순 없었다. 그는 구부정한 뒷모습으로 터벅터벅 긴 복도를 사라져 갔다.

　나는 수술장 앞 보호자 대기실로 나갔다. 자정이 임박한 그곳엔 반쯤 넋이 나간 듯한 한 여인이 홀로 앉아 있었다. 남편을 수술장에 들여보낸 아내임을 한눈에 알아볼 수 있었다. 나는 그녀에게 다가가 무턱대고 손을 잡았다. 그리고 수술이 잘 끝났다고, 무엇보다 그는 무사하다고 알려주었다. 입술이 말라 갈라진 그녀는 아무것도 한 것이 없는 내게 몇 번이나 고맙다고 인사를 했다. 그리고 이내 뜨거운 눈물을 떨구었다.

　남편은 쓰러지던 순간까지 일을 했다고 했다. 남편의 몸이 그렇게 나빠지고 있었는데도 자신은 알지 못했다고 가슴을 쳤다. 모야모야라는 병을 진단받고 7년이나 됐지만 그는 가장의 짐을 내려놓지 않았던 것이다. 아직 나타나지 않은 뇌출혈이나 뇌졸중이 그를 쉬게 할 수는 없었다. "남편은 강한 사람이에요. 이번에도 기적처럼 잘 깨어

날 거예요." 그녀는 기적을 믿었다. 이번에도 잘 살아날 거라고 기도처럼 중얼거렸다.

신경외과 오창완 교수에게는 제자이자 후배인 방재승 교수가 있다. 그는 몇 년 전 스승이 그랬던 것처럼 수시로 응급실로 불려 나오고 밤늦게까지 수술을 했다. 그는 스승이 이루어낸 의술을 좀 더 발전시켜 머리를 열지 않는 '눈썹 절개술'을 시행한다. 이 치료법은 두개골을 열지 않고 눈썹 위에 작은 창을 내어 터질 위험에 처해 있는 뇌혈관을 작은 클립으로 묶는 수술이다.

예전엔 사람을 살리는 것이 최우선이기에 흉터나 절개의 크기를 생각할 겨를이 없었다. 수술을 할 수만 있다면 그것만으로도 다행인지라, 의심의 여지없이 두개골을 열고 수술을 했었다. 흉터가 크게 남지만 그것은 죽음과 맞바꾼 표식이기도 했다. 하지만 평균 수명이 길어지고 젊은 환자의 비율이 늘어나면서 환자의 남은 삶을 생각하게 되었다. 조금 덜 열고 뇌수술을 할 수 없을까? 사회생활 하는데 지장을 덜 받게 할 수는 없을까? 그래서 나온 수술법이 '최소 침습법'이다. 말 그대로 최소한의 절개를 통해 수술을 한다는 것이다. 뇌출혈의 주원인인 뇌동맥류 환자에게 주로 실시하는 수술법이다. 뇌동맥류는 혈관 벽이 약해지고 늘어나서 꽈리처럼 부풀어 오르는 것으로 뇌혈관의 교차로와 같이 피의 흐름이 많거나 동맥이 갈라지는 곳에 잘 생긴다. 풍선처럼 부풀어 오른 뇌동맥류는 예고 없이 터진다고 해서, 뇌 속의 시한폭탄이라고 불린다.

방재승 교수의 방송을 준비하느라 촬영된 수술 화면을 보다 나는 숨이 멎을 뻔했다. 그는 눈썹 위에 2센티미터의 작은 구멍을 내어 작은 내시경 카메라를 8센티미터 안쪽에 넣고는 현미경을 들여다보며 뇌혈관을 찾아낸다. 환자는 이제 막 마흔이 된 젊은 남성이었다. 갑자기 찾아온 두통 그리고 점점 어눌해지는 말투가 이상하다 싶어 병원을 찾았고, CT 검사 결과 뇌동맥류가 있다는 걸 알았다.

뇌동맥류로 인해 뇌동맥이 부풀어 터지게 되면 30%는 병원에 도착하기 전에 사망한다. 골든 타임 안에 병원에 도착해 수술을 받는다 해도 심각한 후유증을 남기는 질환이다. 하지만 뇌동맥류가 있다 해도 별다른 증상이 나타나지 않기 때문에 고위험군인 이들은 CT나 MRI를 이용한 뇌혈관 검사를 통해 뇌동맥류를 확인하게 된다. 뇌동맥류의 크기나 위치, 상태 등이 위태로울 경우엔 코일 색전술을 이용해 약해진 부분을 보강하든가, 클립술로 부풀어 오른 혈관을 잡아 묶어줘 출혈을 막아야 한다.

이 남성의 경우는 동맥류의 직경이 5밀리미터로 그냥 지켜볼 수 없는 상태였다. 서둘러 조치를 취하지 않으면 터져버릴 위험이 컸다. 곧바로 입원을 하였다. 뇌혈관 수술을 받아야 한다는 진단에 환자는 머리를 모두 깎고 두개골을 여는 수술을 받아야 한다고 생각했다. 그런데 병실로 찾아온 방재승 교수의 설명은 달랐다. "환자분 같은 경우에는 뇌경동맥 분지부에 있으면서 동맥류가 이렇게 위쪽 방향으로 돼 있기 때문에 눈썹 절개로 들어갈 수 있습니다. 작은 절개창을 통해 동맥류 부분을 묶어주면 됩니다."

수술날 아침, 환자는 한쪽 눈썹을 밀고 뇌수술을 위해 수술장으로 들어갔다. 방재승 교수는 눈썹 위 손톱만큼 절개한 구멍을 통해 깊이 8센티미터 속 뇌동맥류를 찾았다. 그다음 내시경을 이용해 묶어줄 혈관의 위치를 확인했다. 그가 낮지만 분명한 목소리로 수술장의 스태프들에게 말했다. "자, 이제 클립 합니다. 터질 수 있으니까 잘 봐주세요." 그는 숨을 죽인 채 세상 가장 깊고도 조용한 한 점을 들여다보았다. 수술장의 모든 스태프는 숨을 참았다. 일순간 우주의 고요가 수술장에 내려왔다.

하나, 둘, 셋…… 이제 깊은 뇌 안쪽의 혈관을 묶을 차례. 부풀어 있는 혈관이 터져서도 안 되고 주변에 있는 혈관을 같이 묶어서도 안

된다. 그는 떨리는 손으로 핀셋을 들었다. 그 끝에는 작디작은 클립이 붙들려 있었다. 뇌 저 안쪽으로 들어가 혈관을 묶을 클립이었다. 그는 주저하다 기다리다 망설이다 응시하다…… 마침내 숨을 참았다. 그리고 부풀어 오른 뇌혈관 하나를 작디작은 클립으로 꼭 묶었다. 모든 것이 멈춘 순간, 그가 작은 한숨을 토해 내며 현미경 앞 작은 의자에서 일어섰다. 터질 위험에 처했던 혈관을 묶어 출혈을 미리 막은 것이다. 수술은 성공적으로 끝났다.

촬영이 마무리될 즈음, 모야모야병으로 오창완 교수에게 응급 수술을 받았던 40대의 가장은 재활을 시작했다. 그의 소원은 다시 가정으로 돌아가 가장의 역할을 더 오래도록 하는 것이었다. 방재승 교수에게 눈썹 절개술을 받은 환자는 바닷가 고향으로 돌아가 몸을 회복하고 있었다. 수술 후 무엇이 달라졌느냐 물었더니 인생을 바라보는 마음이 달라졌단다. 미워하던 사람들을 이해할 수 있게 됐고 하루하루 고맙게 살아가고 있다고 했다. 병원에서 만났을 때보다 한결 밝고 편해진 얼굴이었다.

뇌혈관 수술을 받고 다시 인생을 사는 환자들을 바라보며 이런 생각을 했다. 누가 내일을 예측할 수 있을까? 인생의 그 어떤 페이지도 미리 쓰여지지 않는다. 다만 우리는, 예기치 않은 불행을 만날 때 우리는 조금 더 겸손해지고 조금 더 착해질 뿐이다.

 누군가 내게 물었다. 기적을 믿느냐고. 나는 기적을 믿는다. 아니 기적을 보았다. 기적은 다른 것이 아니었다. 누군가의 삶을 이어주기 위해 늘 깨어 있으며 묵묵히 연구하는 것, 간절한 마음으로 사랑하는 이를 위해 기도하는 것, 그것이 기적이었다. 그러니 우리는 모두 누군가의 기적이 될 수 있지 않을까……. 뇌혈관 수술을 지켜보며 그 어느 때보다 더 기적을 믿고 싶었다. 그럴 수 있다면 나도 누군가의 기적이 되고 싶었다.

작가 노트

의사의 따뜻한 한마디가 치료의 시작이다

늦은 밤, 낯선 번호로부터 전화가 온다. 밤 열한 시…… 이 늦은 시간에 누가 나를 찾을까? 잠시 머뭇거리다 전화를 받는다. "누구……?" 채 묻기도 전에 전화기 저편에서 다급한 목소리가 달려온다. "저…… ○○○이 아빠예요. 늦은 시간에 죄송합니다." 아이의 친구의 아빠라고 한다. 엄마가 아니라 아빠. 한 번도 통화해 본 적이 없는 관계. "무슨 급한 일이……" 이번에도 내가 말을 마치기 전에 상대는 먼저 답을 보낸다. "저희 어머니가 낙상을 하셨어요. 방에서 서랍을 열다가 주저앉았는데 골반뼈가 다 부러진 것 같아요. 어느 병원에 가야 하는 거죠? 누구를 찾아갈까요? ……"

늦은 밤의 환자 발생. 나는 응급의학과 의사처럼 전화기를 들고 조용한 방으로 옮긴다. 그러고 나서 다시 차근차근 상황을 점검해 본다. "어머니가 움직이실 수 있나요?", "통증이 심해 고통스러워하시나요?", "119에 연락을 하셨나요?" 아이의 친구의 아빠는 당황스러워하던 종전의 목소리와 달리 질문에 상황을 살피며 하나하나 답을 한다. 어머니는 낙상 후 골절이 심해 조금도 움직일 수 없는 상황이다. 아마도 심한 통증을 호소했을 것이고 그 때문에 가족들은 더욱 당황했던 것 같다. 나는 그에게 환자를 함부로 움직이게 해서도 안 되고 들어서도 안 된다고 일러준 후 가까운 대학병원의 대표 번호를 알려준다.

늦은 시간의 전화에 가족들이 눈을 똥그랗게 뜨고 묻는다. "누구야? 무슨 일이야?" 나는 아무렇지도 않게 대답한다. "응…… 환자가 발생했어." "아, 그래……." 가족들은 일상으로 다시 돌아간다. 나와 가족들에게는 일상이 된 풍경 중 하나다.

대전의 대학병원에서는 "한쪽 폐를 잘라내야 한다."고 했다. 30여 년 전 아버지의 보호자가 된 내게 주치의가 전한 말이다. 나는 아버지를 모시고 더 큰 병원, 우리나라에서 제일 좋고 큰 병원으로 가겠다고 했다. 병원을 나가겠다고 말했지만 막상 어디로 가야 할지 몰랐다. 우리나라에서 폐암을 제일 잘 고치는 의사가 누구인지, 어느 병원에 가야 수술을 잘하는지, 수술 후에 항암 치료나 방사선 치료는 또 어디서 해야 하는지…… 아무것도 몰랐다. 그제야 현실이 느껴졌다. 내가 병원이나 의사에 대해서 아무것도 알지 못해 아버지를 살리지 못하는 건 아닐까 두렵고 겁이 났다. 그때 생각한 병원이 서울의 대학병원이었다. 거기라면 아버지를 충분히 살릴 수 있을 거란 믿음이 들었다.

하지만 30년 전에도 그 병원에 입원하는 것은 하늘의 별 따기라 알려져 있었다. 병원을 예약하고 입원하는 절차에 대해 알지 못했다. 폐암을 고치는 진료과의 이름이 '흉부외과'인지 '폐암외과'인지 아니면 '호흡기내과'인지조차 알지 못했다. 친척 한 분이 서울의 대학병원에 연락을 해보았으나 모두 입원실이 없다고 했다. 폐암이라는 진단을 받았을 때보다 더 막막했다. 그 병원에 가지 못해 아버지를 살릴 수 없는 게 아닌가 하는 생각에 밤새 울었다.

백방으로 수소문한 끝에 아버지는 입원을 했다. 입원만 하면 문제가 다 해결될 것 같더니 그렇지 않았다. 담당 특진 의사인 교수님을 만나기는 더더욱 어려웠다. 아침 7시나 저녁 무렵의 회진이 그분을 만날 수 있는 유일한 기회였다. 하지만 운 좋게 담당 교수를 만날지라도, 그의 발걸음은 너무 빨랐고 함께 따라온 의사들끼리 나누는 대화는 외국어에 가까웠으며 몹시도 바쁜 일정 탓에 궁금한 것이 있어도 차분히 물어볼 형편도 되지 않았다. 외가와 친가를 통틀어 의지할 의사 한 명이 없다는 것이 그렇게 원통할 수가 없었다. 폐암이 기관지까지 번져 수술이 불가능하다는 얘기를 들을 때도, 항암 치료를 어느 병원에서 할 거냐는 질문을 받을 때도, "더 물어볼 게 있느냐?"는 최후의 질문에도 나는 할 말이 없었다.

나는 아무것도 몰랐고 그저 막막했다. 이럴 땐 어떻게 하는 게 좋으냐고 붙잡고 물어볼 사람, 상의할 사람이 한 명도 없었다. 드넓은 벌판에 아버지와 나 단둘이 서 있는 느낌이었다. 친척 어른들도 다른 사람에게서 들은 이야기로 조언을 해주는 정도였지 누구 하나 '이게 좋으니 이렇게 하자!'라고 권위 있는 답을 해줄 수 있는 사람이 없었다. 믿을 수 있는 의료 정보를 접할 방법도 없었다. 결국 모든 선택과 결정은 아버지와 내 몫이었다. 그게 가장 힘들고 외로웠다.

환자가 생겨 내게 전화를 건 상대는 오래 이야기를 꺼내 놓는다. 나는 그 이야기를 함께 들어준다. 그리고 아는 만큼, 내가 경험한 것에 대한 이야기를 들려준다.

"아침 회진 때 교수님을 만나면 이런 걸 물어보세요, 그 정도 처치는 주치의 선생님께 물어보시는 게 좋아요, 저라면 집에서 가까운 병원을 갈 거예요, 제가 만난 명의들은 수술보다는 운동이나 물리 치료

를 권하시던 걸요, 그 교수님께 진료 보려면 두 달은 기다려야 해요…….'

그렇게 이야기를 하다 보면 상대는 흥분하고 당황했던 마음을 내려놓는다.

가끔 나와 친분이 있는 교수님께 수술을 받을 환자나 환자의 가족에게 연락이 오면 나는 교수님들께 문자나 메일을 한 통 보낸다. 오랜만에 안부를 물으며 아는 환자가 수술을 받을 예정이니 따뜻한 말 한 마디 해달라고 부탁드린다. 한참이 지난 후 환자나 환자 가족에게 문자가 온다.

'수술 전에 교수님이 걱정 말라고 하셨어요. 최선을 다해 수술해주신다고 했어요. 그래서 편안하게 수술을 받았어요.'

나는 돌아서서 혼자 중얼거린다. 환자가 불안하지 않았다니, 가족들이 서럽지 않았다니 참 다행이다.

30년 전의 내가 커다란 대학병원 로비에 앉아 있다. 아는 사람 하나 없고 의지할 데 없이 점처럼 작아져 거기, 사람들로 붐비는 로비에 섬처럼 앉아 있다. 나는 지금의 나를 그때의 나에게 보내고 싶다. 할 수 있다면 시간을 돌려 그 로비에 가서 어린 나에게 도움이 될 말 한 마디라도 들려주고 싶다.

"의사를 믿어. 그리고 그에게 말해. 나는 믿을 사람이 당신뿐이니 잘 치료해 달라고 말야."

가장 사랑하는 사람이 죽을 만큼 아픈 것도 힘든데 병원에 아는 사람이 없다는 것, 치료 방법에 대해 상의할 사람이 없다는 것, 그것만큼 힘들고 외로운 일이 없다. 그래서 〈명의〉를 집필하면서 또 이 책을 쓰면서 나는 '환자와 그 가족'을 제일 우선순위에 둔다. 조금이라도 도움이 되고 싶다. 치료를 위해 무언가 결정해야 할 때 '명의'의 말이 기억되길 바란다. 특히 무시무시한 수술 동의서에 서명을 해야 할 때가 왔을 때, 조금이라도 도움이 되었으면 좋겠다. 나는 오늘도 맘속으로 힘센 위로의 말을 보낸다.

'당신의 의사가 최선을 다해 줄 거예요. 그 사람은 최선을 다해 환자를 치료하겠다고 선서한 의사니까요. 걱정 마요. 다 잘될 거예요.'

part 2.
―――

환자의 손을 잡아주는 사람

당신이 오래 살았으면 좋겠습니다

주동진 | 이식외과
신촌 세브란스병원

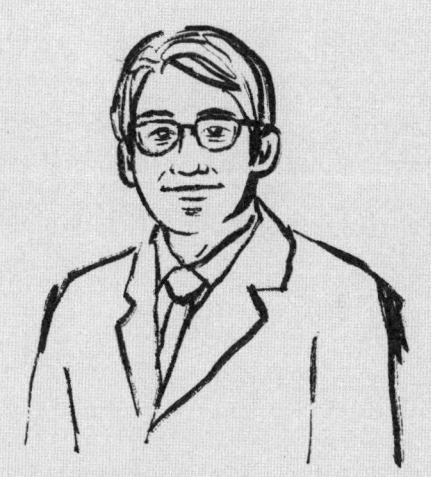

간 이식이 필요한 환자는 2023년 기준 6,300여 명,
그중 약 1,500명이 이식을 받을 수 있다.
이 통계가 말하는 것은 약 25%의 환자만이 이식을 받는다는 것이고,
다르게 말하면 나머지 75%의 환자들은 안타깝게도
살릴 수 없다는 것이다.

〈명의〉 프로그램에서 다룬 질환은 150여 종류에 달한다. 그중 가장 지독하게 느껴진 것은 '간 질환'이었다. 간은 손쓸 수 없을 만큼 나빠질 때까지 침묵한다는 점이 그랬다. 치료를 위해 일부를 잘라내야 한다는 것, 결국 완치를 위한 최선의 치료는 '이식'이라는 것도 위안이기보다는 되레 가혹하게 느껴졌다. 간염에서 간경변으로 또 간암으로 그렇게 순서를 밟듯 진행되는 간 질환.

우리나라 남성이 제일 많이 사망하는 암이 바로 간암이다. 최근 들어서는 환자들의 나이가 점점 젊어져 40~50대 환자가 많다. 그렇다 보니 그들에게 간을 이식해 주어야 하는 기증자는 아들 혹은 딸이다. 간을 받아야 하는 아버지나 주어야 하는 아들과 딸, 또 그들 모두를 수술장으로 들여보내야 하는 엄마이자 아내의 고통은 말로 표현하기 어려울 만큼 무겁다. 그것은 사랑하는 이들에게는 형벌에 가깝다.

〈명의〉를 제작하면서 간 이식에 관련된 다양한 사연을 만났다. 쌍둥이를 낳은 지 몇 달 되지 않은 엄마가 아기에게, 결혼한 지 일 년 된 며느리가 시아버지에게, 큰아들을 잃고 단 하나 남은 아들이 아버지에게, 또 쌍둥이 두 딸이 동시에 아버지에게……. 사연은 많고도 많았다. 물론 방송에 소개된 건 이식 수술에 성공한 이들이었다.

그중 기억에 남는 환자는 쌍둥이 딸 둘에게 간을 받아 '2 대 1 간 이식'에 성공한 아버지였다. 5년 뒤 그들을 다시 만난 곳은 딸의 결혼식장이었다. 살아 있는 아버지의 손을 잡고 식장에 들어서는 딸의 모습을 보는 것은 실로 기적이었다. 수술 당시 아버지는 딸들의 간을 받아 생을 잇는다는 것이 천하의 몹쓸 죄를 짓는 것 같다며 괴로워했다. 하지만 이렇게 살아서 딸의 가장 기쁜 날을 함께해 주는 아버지를 보는 순간, 오히려 아버지가 딸에게 가장 귀한 선물을 주었구나 하는 생각이 들었다. 가장 좋은 날에 아버지가 살아서 자신을 바라본다는 것만큼 기쁘고 가치 있는 일이 또 있을까.

안타깝지만 누구나 이식이 가능한 것은 아니다. 간 이식이 필요한 환자는 2023년 기준 6,300여 명, 그중 약 1,500명이 이식을 받을 수 있다. 이 통계가 말하는 것은 약 25%의 환자만이 이식을 받는다는 것이고, 다르게 말하면 나머지 75%의 환자들은 안타깝게도 살릴 수 없다는 것이다. 가족 중에 기증자가 있다 해도 환자에게 패혈증 등 감염이 있거나 암이 다른 장기로 전이되었거나 심폐 기능이 회복되지 못할 만큼 안 좋은 경우, 혹은 공여자가 지방간이 심하거나 건강상의 문제가 있거나 고령일 때 이식은 불가하다.

하지만 살 수 있는 방법이 오직 '이식'뿐일 때 그 기준은 가혹하다. 이런 상황에서 '환자의 상태가 좋지 않거나, 다른 장기에 암이 전이됐다 해도 이식을 할 수는 없을까?'라는 생각으로 이식의 가능 범위를 넓히려는 의사가 있다. 바로 '고난도 간 이식'을 담당하는 주동진 교수다. 그러므로 그를 찾는 환자들은 우리나라에서 가장 치료가 까다로운 환자라 볼 수 있다. 다른 병원에서는 이식이 불가하다는 얘기를 들은 환자들이 마지막 희망을 안고 그를 찾는다.

간 이식 수술은 응급 수술이 많다. 간 질환 환자들의 상태가 간성혼수나 황달과 같은 심각한 상태인 경우가 많고 뇌사 기증자가 갑자기 나타나면 바로 수술을 해야 하기 때문이다. 그러다 보니 촬영팀이 기록한 주동진 교수의 하루하루는 극기 훈련과 같았다. 한번 수술을 시작하면 10시간은 훌쩍 넘기고, 응급 수술이 생기거나 뇌사자가 발생하면 그게 몇 시든 병원으로 달려와야 하고, 그렇게 수술해 놓고도 환자를 잃을 확률이 높다. 이 모든 걸 감수해야 한다.

그래서 나는 인터뷰 맨 마지막에 그에게 물었다. "곁에서 지켜보니 정신적으로나 신체적으로나 힘든 직업입니다. 그럼에도 불구하고 이토록 애쓰며 노력하는 이유가 있나요? 소명이랄까……."

"그런 특별한 이유는 없습니다. 멋진 말을 해드리고 싶지만 사실이 그렇습니다. '소명'이라는 말도 저에겐 상당히 무거운 말이고요. 그저 직업의식이 아닐까 생각을 합니다." 그러면서 그는 대수롭지 않게 말을 이어 갔다. 대학병원에서 환자를 많이 보다 보니 일반적인 방법으로는 수술이 불가능한 환자가 왔고, 그 사람을 살릴 방법을 연구하다 보니 고난도 간 이식을 하게 된 거라고. 실패도 하고 성공도 하지만 성공에 희망의 무게를 두는 환자들이 찾아오니 그들을 살리고자 또 연구하고 노력하는 일, 그것이 자신의 일이라고 말이다. 그리고 마지막 한마디를 덧붙인다. "혼자 하는 일은 아닙니다. 내과 선생님들, 간호사, 코디 선생님, 검사실 등 모든 팀이 같은 마음으로 가는 게 중요해요. 그들과 함께 합니다."

나는 태도의 귀함을 믿는다. 자신이 보여줄 수 있는 가치와 철학은 태도에 있다. 특히 의사는 더욱 그렇다. '하마터면 열심히 살 뻔했다.'는 말이 유행한 적도 있지만 의사에게는 실상 통용되지 않는 말이다. 통용돼서도 안 된다. 누구보다 열심히 살아야 하고 내가 아닌 환자를 위해 살아야 하는 이가 바로 의사다. 그 다짐은 히포크라테스의 선서에도 명확히 표현돼 있다.

"나는 나의 능력과 판단에 따라 내가 환자의 이익이라 간주하는 섭생의 법칙을 지킬 것이며, 심신에 해를 주는 어떠한 것들도 멀리하겠노라."

이 문장의 주체는 의사 자신인 '나'이다. 그런데 내 행동과 태도의 이유이자 목적은 '환자'에 있다. 환자의 이익, 즉 환자의 건강을 위해서 나는 섭생의 법칙을 지킬 것이며 심신의 해가 되는 것을 멀리한다는 다짐이다.

왜 그토록 열심히 의사의 일을 하는가 하는 나의 우문에 대한 주동진 교수의 답은 간단했으나 그것은 핵심이었다. 의사니까. 의사라는 직업의식이란 본래 그런 것이니까. 그는 의사로서의 직업의식을 본능처럼 알고 따르며 살고 있는 진짜 의사였던 것이다.

주동진 교수와 간 이식을 다룬 〈명의〉의 방송 제목을 정할 때 마음속에 품은 꼭 한 문장이 있었다. 가장 소중한 가족의 간을 자신의 몸에 이식해야만 살 수 있는 운명에 놓인 이들의 지옥 같은 그 마음 그리고 기증자와 수혜자 모두를 살려야 하는 전쟁 같은 수술장. 그것을 견디어야 하는 이유는 단 하나였다. **'당신이 오래 살았으면 좋겠습니다.'** 그것이 유일하며 전부인 이유였기에, 제목은 그렇게 정해졌다.

세계 최고 로봇 수술의 비밀

형우진 | 위장관외과
신촌 세브란스병원

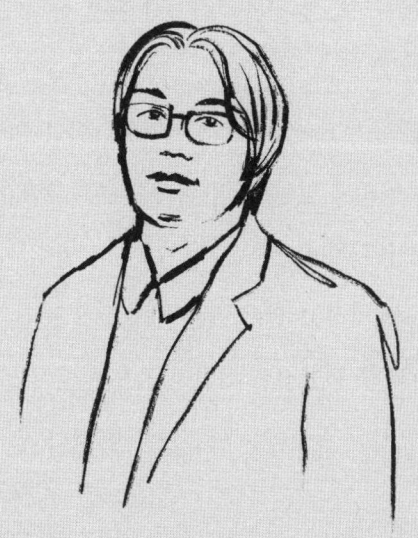

로봇 수술이라고 하면 많은 이가 로봇이 집도하는 것으로 알지만 그렇지 않다. 집도를 맡은 외과의가 로봇 팔을 이용해 수술을 하는 것이다.

800회 이상 〈명의〉를 방송하는 동안 무려 20번 넘게 다룬 질병이 있다. 한국인이 앓는 암 중 오랫동안 발병률 1위였으며 세계 1위이기도 한 위암이다. 위암 편은 일 년에 한 번씩은 꼭 방송을 하는데도 늘 시청률이 높다. 그렇다면 한국의 위암은 발병률만 세계 1위일까? 다행스러운 것은, 높아지는 발병률만큼이나 치료 성적도 날로 좋아지고 있다는 것이다.

국가암등록통계 자료에 의하면 우리나라 위암 5년 생존율은 78%가 넘는 것으로 알려져 있다. 또한 위암을 조기에 발견하면 생존률은 무려 97%에 달한다. '5년 생존율'이라는 것은 암이 아닌 다른 질병으로 사망한 것을 제외하고 살아 있는 환자들의 통계를 낸 것이다. 평균적으로 암 치료 후 5년 정도 재발이 없으면 다시 발생할 확률이 떨어져서 의학적으로는 완치라는 말을 쓰기도 한다.

17년 〈명의〉 역사 중에 의료 기술의 발전 속도가 가장 빨랐던 분야 역시 위암이었다. 위암을 처음 방송한 것은 2회 차의 노성훈 교수 편이었다. 그때부터 지금까지도 노성훈 교수는 '위암 치료의 전설'로 불린다. 2007년 방송할 때만 해도 표준 치료는 개복 수술이었다. 위암은 발생한 위치에 따라 위의 부분 혹은 전체를 다 잘라내야 한다. 노성훈 교수는 복부를 열고 눈으로 직접 보고 손으로 만져가며 수술을 했다.

그런데 2014년 김형호, 박도중 교수 편을 방송할 때는 복강경 수술이 관심을 받기 시작했고 비중도 높아지고 있었다. 복강경 수술은 배에 작은 구멍을 3~5개 정도 뚫어 그 안으로 복강경 카메라와 수술 도구를 넣고 집도하는 수술법이다. '최소 침습'이라 하여 최소한의 절개창만 만든 뒤 수술을 진행하기에 회복이 빠르고 통증이 적으면서도 개복 수술과 비슷한 치료 성적을 낸다.

복강경 수술은 2022년에 들어서 표준 치료로 인정을 받았다. 개복 수술과 복강경 수술 환자의 임상을 10여 년간 비교한 결과, 개복 수술과 복강경 수술의 5년 생존율이 각각 88.7%, 88.9%로 거의 차이가 없음이 밝혀졌기 때문이다.

다음 단계로 더 발전한 수술은 로봇 수술이다. 2018년 형우진 교수와 함께 '위염은 어떻게 위암이 되는가?'라는 방송을 한 적이 있다. 여기서 조기 위암의 로봇 수술을 소개했다. 로봇 수술이라고 하면 많은 이가 로봇이 집도하는 것으로 알지만 그렇지 않다. 집도를 맡은 외과의가 로봇 팔을 이용해 수술을 하는 것이다.

환자는 수술장 중앙의 침대에 누워 있다. 복강경 수술 때처럼 배에 5개의 절개창을 만들어 거기다 수술용 로봇 팔을 넣는다. 카메라가 달린 로봇 팔이 하나, 찾고 벌리고 자를 수 있는 도구가 달린 팔이 들어가는 창이 3개 정도다. 의사는 수술실 한쪽의 콘솔이라는 곳에 앉는다. 파이프 오르간 같은 콘솔에 앉아 두 발과 양손을 이용해 수술을 한다. 두 눈은 안압 검사를 할 때처럼 콘솔에 붙은 모니터에 바짝 대고 수술 화면을 보게 된다. 노성훈 교수가 했던 개복 수술처럼 직접 손으로 만지고 눈으로 보는 것이 아니라, 고화질의 카메라가 뱃속을 찍은 화면을 보면서 수술을 하는 것이다. 집도의의 두 손은 컴퓨터로 연결된 수술 팔을 컨트롤하는 역할을 한다.

로봇 수술 팔은 사람과 비교했을 때 떨림이 없고 손목을 360도 회전할 수 있으며 사각지대 없이 수술 부위를 크게 확대해서 자세히 볼 수 있다. 최근에는 환자 개개인의 혈관 위치와 모양도 예측할 수 있고 동맥과 정맥의 위치도 정확히 파악할 수 있다. 림프절에 전이가 됐는지도 형광 물질을 넣어 찾아낸다. 그러니 수술은 더 정교해질 수밖에 없다.

형우진 교수와 전공의들은 로봇 팔을 자기 손처럼 사용하기 위해 많은 연습을 해왔다. 진료와 수술 등의 일과가 끝나고 나면 로봇 팔로 고리 옮기기, 매듭 만들기, 종이 접기 등을 하며 섬세한 움직임이 자연스러워질 때까지 연습을 한다. 어떤 외과의는 손톱만 한 종이로 좁쌀만 한 종이학을 접을 수 있을 때까지 연습을 했다는 일화도 있다.

로봇 수술이 발전하면 의사는 할 일이 없어질 거라는, 그래서 의사는 사라지는 직업이 될 거라는 말은 과한 상상일 것이다. 로봇 수술을 하다 가도 필요하면 복강경이나 개복으로 술기를 바꿔야 할 수도 있다. 그때를 대비해 외과의는 전통적인 개복에서부터 로봇에 이르기까지 모든 수술을 익혀야 한다.

형우진 교수는 외과의들 중에서도 최신 기술을 받아들이고 또 개발하는 의사로 알려져 있다. 로봇 수술을 완벽하게 하기 위해 CT를 활용한 입체 영상 프로그램을 개발해 마치 내비게이션을 보고 수술을 하는 것과 같은 효과를 만들어내기도 한다. 로봇에 대한 이야기를 할 때면 평소 말이 없던 그는 방언이 터진 듯 변한다. 눈을 반짝이며 피곤할 줄 모르고 긴긴 인터뷰에 몇 번이고 대답을 한다.

그런 그가 학생들에게 '수술적 치료에 있어서의 새로운 기술'에 대한 강의를 하다가 이런 질문을 받았다. "환자 손은 누가 잡아주나요?" 그때 형우진 교수는 충격을 받았다고 했다. 스승인 노성훈 교수로부터 배웠던 것은 '의사는 병을 보는 게 아니라 환자를 보는 거다.'였다. 하지만 그동안 기술의 발전에 몰두하느라 그 기본을 잠시 잊었

었나 하는 생각이 들었다. 그래서 제자의 질문에 잠시 휘청했다. 그 질문을 받은 후 외과의사로서 피할 수 없는 고민에 대해 오래 생각했다고 한다.

"새로운 기술을 써서 더 좋게, 더 빨리, 더 완벽하게 하려는 것의 제일 목표는 예전이나 지금이나 또 앞으로도 딱 하나입니다. 환자의 치료 결과가 좋아야 한다는 것이죠. 당연한 거지만 그걸 다시 한번 생각하게 된 질문이었습니다."

환자의 손은 누가 잡아주냐는 학생의 질문은 참으로 시의적절했다. 그 어떤 기술도 결국엔 인간을 위한 기술이기 때문이다. 그 말을 듣고 한동안 고민했으며 맨 처음 질문으로 돌아가 의사의 본래 목표를 찾아냈다는 그의 답은 고맙고 따뜻했다. 그런 고민과 질문 덕분에 대한민국의 위암 치료는 세계 최고가 되는 게 아닐까?

하지만 2025년 대한민국은 여전히 환자가 먼저냐 의사가 먼저냐 제도가 먼저냐로 혼란 속에 있다. 답은 하나다. 환자 외엔 아무것도 없다.

투석, 끝이 아니라 시작입니다

신석균 | 신장내과
(전) 일산병원/(현) 신석균사랑내과

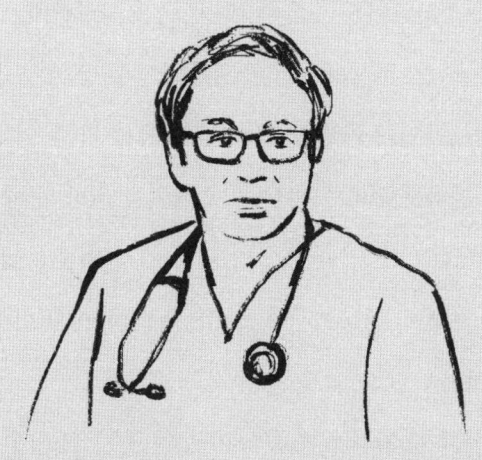

미리 콩팥 기능의 변화에 대해 알려주고, 감정의
변화도 살피고 또 가정 형편이나 가족들의 지지도 고려한다. 환자를
둘러싼 여러 변수를 세심하게 살펴 천천히 투석을 진행한다.
30년 가까이 만성 콩팥병 환자들을 치료하면서 그가 얻은 노하우다.

신석균 교수는 서서 진료를 본다. 환자들은 의자에 앉아 있지만 의사인 그는 서서 환자를 맞고 서서 설명을 한다. 〈명의〉 작가 17년 만에 서서 진료를 보는 의사는 처음이었다. 그 이유를 물었다. "처음에 진료를 시작할 땐 부모님 같은 분들이 들어오시니까 앉아 있기가 조금 미안하고 송구스러웠어요." 그는 이렇게 답을 시작했다.

환자들보다 한참 젊은 의사는 앉아서 환자를 맞는 것이 송구해 일어서기 시작했고, 일어선 김에 선 채로 진료를 봤다. 연로하여 청력이 좋지 않은 환자를 위해 가까이 가서 얘기를 해야 할 때도 있고, 부종이 있는지 살펴봐야 할 때도 있다 보니 서서 진료를 보는 것이 장점이 많았다. 그래서 '일어서서 진료하겠습니다.'라고 아예 진료실에 안내문을 붙였다.

처음엔 많이 후회했다고 했다. "왜냐하면 종일 서 있는 게 너무 힘들어요. 그래도 어떻게든 견뎌보자 하고 6개월 정도 견뎌봤습니다. 그렇게 서서 진료한 지 1년쯤 지나니까 제 몸이 변하더라고요. 이제는 서서 진료하는 게 오히려 편합니다." 그렇게 그는 서서 환자를 맞이하고 진료를 보는…… 어쩌면 유일한 의사가 되었다.

그의 주요 진료 분야는 신장내과, 만성 콩팥병이다. 최근엔 40~50대의 젊은 환자도 많다지만 주된 환자는 60대 이상이다. 콩팥도 나이가 들기 때문이다.

우리의 콩팥은 40대로 접어들면 일 년에 약 1%씩 그 기능이 자연 감소한다. 40세에 100점의 콩팥 기능을 가지고 있던 사람도 80세가 되면 60점으로 떨어진다는 얘기다. 여기에 당뇨나 고혈압, 비만이 있으면 그보다 더 많이 감소한다. 그렇다 보니 만성 콩팥병 환자의 59%가 65세 이상이다. 국민 7~8명당 1명이 만성 콩팥병을 가지고 있다는 통계가 나올 정도다. 우리의 수명은 길어지고 노년 인구도 자연스레 증가하니 환자는 점점 더 늘어날 일밖엔 없다.

81세의 한 여성 환자가 진료실을 찾았다. 천천히 콩팥이 나빠져 왔지만 병원을 찾은 것은 10년 전쯤. 신석균 교수는 투석을 최대한 늦추기 위해 약물을 처방하고 생활 습관을 바꾸고 혈압을 조절했지만 이제 신장의 기능이 거의 남지 않은 상태가 되었다. 사실 그 정도도 많이 버텨준 것이다.

그날따라 신석균 교수는 환자를 붙들고 나빠진 콩팥 이야기가 아니라 '남은 삶'에 대한 이야기 시작했다. 요즘은 백세 시대인 데다, 다른 질환이 없으니 환자가 앞으로 살아갈 시간, 자식과 손자들과 더 보낼 수 있는 시간이 충분하다는 것이었다. 여기가 끝이 아니란 걸 설득하기 위해 진료 시간은 평소보다 길어졌다. 환자가 '투석'을 시작할 시점이 되었기 때문이었다. 누구도 남은 생을 알 수 없지만 분명한 건 오늘 여기서 갑자기 끝나지 않기에, 망가진 콩팥을 대신할 방법을 찾아야 한다는 얘기를 하고 있었다.

환자에게 '투석의 시점'을 말하는 것이 의사로서 가장 어려운 일이라고 한다. 콩팥병 환자들은 누구나 투석이 '끝' 혹은 '막장'이라 생각하기 때문이다. 그래서 그는 환자가 받을 충격을 줄이기 위해 투석의 결정을 세 단계로 나눈다고 했다. "투석을 제안드릴 적에 갑자기 말씀드리면 환자분은 안 옵니다. 어디로 오는가 하면 나중에 응급실로 오십니다. 그때는 생명이 아주 위독한 상태일 가능성이 굉장히 높습니다. 그래서 치료 단계의 마지막에서 투석으로 연결시켜 주는 노하우는 굉장히 중요합니다. 환자를 보존할 수 있는 방법이거든요."

그것은 30년 가까이 만성 콩팥병 환자들을 치료하면서 그가 얻은 노하우였다. 미리 콩팥 기능의 변화에 대해 알려주고, 감정의 변화도 살피고 또 가정 형편이나 가족들의 지지도 고려한다. 환자를 둘러싼 여러 변수를 세심하게 살펴 천천히 진행을 한다. 투석이라는 말이 절망이 아니라 희망으로 느껴질 수 있도록 '인도'해 주는 것이 의사의 일이다.

  그는 81세의 환자에게 복막 투석을 권했다. 순간 나는 깜짝 놀랐다. 혈액 투석은 병원의 인공 신장실을 이용하는 방식인데, 복막 투석은 환자가 직접 집에서 하는 방식이다. 81세 할머니가 스스로 투석을 할 수 있을까? 나의 엄마라면? 고개가 절로 저어졌다. 불가능할 것 같았다. 하지만 환자는 이미 여러 번 복막 투석에 대해 안내를 받았는지 나보다 외려 침착했다. 입원을 해서 복막 투석을 배우며 진행하기로 결정을 했다.

  복막 투석엔 몇 가지 도구가 필요하다. 투석액을 관에 연결해 복막으로 흘러가게 했다가 서너 시간 후 다시 빼내는 과정을 환자는 계속 교육받고 또 연습했다. 환자보다 보호자인 딸이 더 심란한 표정이었다. 촬영팀 역시 교수님이 무리를 하는 것이 아닌가 하는 의구심마저 들었다. 하지만 신석균 교수가 81세 환자에게 복막 투석을 결정한 데는 이유가 있었다.

  "환자가 사는 곳이 교통이 불편해요. 병원이 있는 곳까지 나오려면 버스를 타야 하는데 일주일에 세 번을 다니기가 쉽지 않아요. 그런데 환자는 기억력도 좋고 설명을 하면 이해가 빨라요. 가족들의 지지도 있고 따님이 가까이 사니 필요할 때 도와줄 수 있고요. 그래서 이 환자에게는 복막 투석이 딱이에요."

입원 기간 동안 할머니는 열심히 연습을 했다. 신석균 교수는 하루 두 번씩 회진을 돌며 잘하고 있다고, 어제보다 오늘 더 잘한다고 칭찬을 했다. 환자가 복막 투석에 조금씩 적응하는 모습을 보니 저렇게 투석을 한다면 10년은 더 가족들과 지낼 수 있겠단 생각이 들었다.

"만성 콩팥병 환자들이 말기가 되면 자신의 인생도 말기가 됐다고 생각하세요." 그것이 의사로서 환자를 치료할 때 가장 힘든 일이라고 했다. 투석을 하기 시작하면 환자들은 평생 쌓아온 지식도, 경제적인 여유도, 학력도 다 말기가 되어버린 것처럼 절망한다는 것이다. 맞다. '말기'란 병의 상태를 말해 줄 뿐, 우리의 인생이 끝이란 의미는 아닐 것이다.

끝은 따로 있다. 다시는 사랑하는 이들의 얼굴을 보지 못할 때, 다시는 나를 기억해 줄 사람이 없을 때 비로소 끝이 온다. 그러니 오늘을 끝이라 하지 말고, 서서 환자를 기다리는 한 의사의 마음처럼 굳게 서서 오늘을 살자.

작가 노트
멈춰 서니까 보이는 거예요

간암 병동의 저녁 회진, 그날 나는 소화기내과 의사 선생님 뒤에서 회진을 지켜보았다. 환자는 이미 폐로 전이가 된 간암 4기의 오십 대 초반 남성이었다. 항암 치료를 위해 입원한 그는 의사 선생님을 보자 반가운 얼굴로 침대에서 일어났다. 마른 몸은 가벼웠고 눈빛은 진지했으며 음성은 따듯했다. 항암 치료를 받으면서도 부작용이 덜하고 크게 힘들지 않다며 그의 눈이 반짝였다. 그도 그랬겠지만 나 역시 그에게 기적이 일어날 거라 믿고 싶었다.

    회진이 끝나고 병실에 앉아 그와 인터뷰를 시작했다. "제가 쉰셋인데 이제야 철이 듭니다." 그의 첫마디였다. 그 말은 사는 게 바빠 병을 키운 자신에게 하는 말이기도 했다. "자신의 건강. 그거 하나 지키지 못하면서 뭐를 좇으며 살았는지 모르겠어요. 근데 요즘엔 조금씩 보여요. 빨리 달리다 보니까 내 가까이 있는 것들이 안 보였던 거예요. 멈춰서니까 보이는 거예요. 멈추니까…….”

과연 누가 이 치열한 인생의 뜀박질 속에서 문득, 멈춰야겠다고 생각할 수 있을까? 멈춰 서야만 소중한 것이 보인다고 말할 수 있을까? 하지만 질병 앞에 무릎이 꺾여 주저앉은 그에게는 자신이 지켜야만 했던 것, 소중한 것이 보였다. 그래서 처음 만난 나에게 자신의 이야기를 털어놓기 시작했다. 나는 카메라가 곁에 있다는 것도 잊은 채 그의 이야기를 들었다. 그러면서 나는 그의 얼굴에서 돌아가신 내 아버지를 보았다. 전하고 싶은 이야기는 그렇게 먼먼 시간을 지나 생면부지의 사람을 통해 내게 도착하고 있었다. 나는 그가 딸과 가족들에게 남기고 싶은 이야기를 내리치는 벼락처럼 들었다.

며칠 후 어버이날이 되었다. 카네이션과 편지를 들고 애교 많은 막내딸이 찾아왔다. 가족들은 애써 명랑했다. 일상의 사소한 일들에 대한 이야기가 오가고 마지막으로 딸이 아버지께 편지를 읽어드리기로 했다. 생글생글 웃는 모습이 해바라기 같던 딸은 씩씩하게 편지를 꺼냈다. “사랑하는 아빠…….” 단 한 줄도 읽지 못하고 그녀는 그만 울음을 터트렸다. 금방이라도 사라질 것 같은 아버지 앞에서 딸은 불안을 숨기지 못했다. 그 마음을 모를 리 없다. 아버지는 말없이 딸을 꼭 안아주었다.

병실 안에는 온 우주를 통틀어 가장 소중하고도 안타까운 시간이 흐르고 있었다. 촬영팀은 소리 없이 병실을 나왔다. 긴 복도를 걷는 내내 눈물이 흘렀다. 삼십 년 전의 나와 아버지가 그 병실에 있는 것 같았다.

믿기지 않지만 이제 나는 그때의 아버지보다 더 나이를 먹었다. 스물세 살에 방송작가로 사회생활을 시작했다. 방송은 호흡이 빨랐다. 시청자와 약속된 '편성'에 따라 어김없이 방송이 나가야 했으므로 뒤도 옆도 돌아볼 수 없었다. '아파도 원고를 써놓고 아파야 한다.'는 게 업계의 룰이었다. 현장이 계획대로 진행되지 않을 때도 있었지만 그럼에도 방송은 나가야 했다. 속이 타들어 가든 몸이 상하든 돌볼 겨를이 없었다. 안 되면 되게 해야 했다. 그래야 방송이 나갔다.

나는 단호하면서도 엽렵(獵獵)한 선배들을 빠르게 배웠다. 우리는 모두 무림의 고수처럼 무거운 칼을 지고 화려한 '방송' 뒤에서 달렸다. 그렇게 삼십 년이 흘렀다. 그러다 보니 내 별명은 '종합병원'이 됐다.

내가 기획했던 아이템의 대부분은 나의 '아픔'으로부터 나왔다. 위염을 달고 살다 보니 '위염은 어떻게 암이 되는가', 40대에 이미 목디스크가 시작돼 '피할 수 없는 고통-목디스크', 만성 비염에 시달려 '막힌 숨길을 열어', 무릎이 시큰거려 '당신의 무릎은 몇 살입니까?'와 같은, 실제 내가 경험한 아픔을 아이템으로 삼아 방송했다. 멈춰야지 하면서도 한번 시작한 계주는 쉽게 그만둘 수가 없었다. 사명감도 있었고 이미 〈명의〉는 나의 자존감이기도 했다. 〈명의〉와 나를 분리할 수 없을 만큼 깊어졌음을 알아차렸을 때 문득 무서워졌다.

남은 시간이 숫자로 표시되는 신호등을 본 적이 있다. 이런 신호등이 나오기 전까지는 남은 시간을 알지 못했다. 깜빡거리기 시작한다면 그때서야 남은 시간이 얼마 없음을 알았을 뿐이었다. 그런데 이제는 전체 남은 시간을 보여준다. 그 시간이 순간순간 줄어드는 것을 보니 정신이 확 든다. 인생도 마찬가지다. 얼마가 남았는지 알 수 없다. 내게 주어진 시간이 얼마인지 누구도 모른다. 다만 중대한 질병에 걸렸을 때, 그 깜빡임을 보면서 정신을 차린다. 하지만 깜빡거릴 때까지 기다릴 수는 없는 일이 아닌가. 멈춰야지.

"멈춰 서니까 보이는 거예요."라는 말은 그렇게 내게 왔다. 멈추지 못하고 달리기만 했던 내게 도착해 나를 돌아보게 했다. 〈명의〉라는 방송은 의학 정보를 주는 프로그램이기도 하지만 그렇게 우리를 돌아볼 수 있게 한다. 서보라고, 달리지만 말고.

part 3.

치료 너머 치유

두경부암, 최악의 암을 치료한다는 것

김철호 | 이비인후과
아주대병원

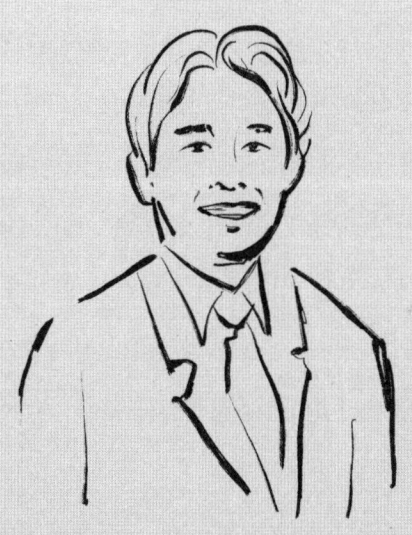

여전히 대학병원에는 환자가 많고 병이 위중한 환자도 많지만
그래도 그 자리에 있는 의사라면 환자 너머의 환경까지도
살필 줄 알아야 하지 않을까.

방송이 나간 뒤 문자가 하나 왔다. "진료실 밖 환자들의 일상을 보니 미처 헤아리지 못한 부분도 보이고 여러 가지 감정과 생각이 드네요. 환자의 상황을 더 살피는 의사가 되겠습니다." 환자들의 일상을 방송으로 본 의사의 고백이었다.

대부분의 의사는 진료실에서 혹은 수술장에서 환자를 만난다. 그때 의사는 환자의 아픈 곳만 본다. 아픈 곳만 바라보며 어떻게 하면 병을 낫게 할 것인가에 몰두한다. 그렇다 보니 의사가 바라보는 환자는 고유한 삶을 가진 개인이 아니라 '환부'를 지닌 치료 대상일 뿐이다. 진료실 앞에서 한참을 기다려 겨우 의사와 환자가 만나도 긴 이야기를 나눌 수 없다. 한국 의료의 현실이자 문제점일 수도 있겠고 3차 진료 기관인 대학병원이기에 벌어지는 일일 수도 있다.

처음 〈명의〉가 방송되고 난 후에는 의사들, 특히 대학병원 의사들의 '고된 일상'이 많이 공개되었다. 카메라가 의사에게 밀착해 3주 이상 촬영을 하다 보니 예상치 못한 모습이 많이 잡혔다. 늦은 밤까지 이어지는 긴 수술을 마치고 다 식은 김치찌개를 먹거나, 여러 진료실을 숨가쁘게 오가거나, 또는 엘리베이터를 기다릴 시간이 없어 비상계단을 뛰어다니는 '명의'들을 시청자들이 보게 되었다.

그래서 알게 되었다. 우리가 대학병원에서 만났던 의사들이 그토록 말이 빠르고, 재빠르게 진료실을 뛰어나간 이유가 환자를 무시하거나 도도해서 그런 것이 아니라 감당할 수 없을 만큼 많은 환자를 치료하기 때문이란 것을 말이다.

방송이 해를 거듭하면서 의사에 몰두하던 카메라의 시선이 환자에게로 확대되었다. 자연스레 환자들의 일상을 공유했다. 실제 환자들이 어떤 점을 궁금해하고 수술 전후에, 혹은 투병 와중에 어떤 과정을 겪는지 모두가 보게 된 것이다. 진료실이나 수술장 밖의 의사들을 본 것은 '신선한 충격'이었지만 투병하는 환자들을 통해 본 것은 '참담한 고통'이었다.

검사 결과를 기다리며 잠 못 드는 초조함이 있었고, 중한 수술을 결정해야 하는 절체절명의 순간이 있었다. 환자들은 수술을 해야 할지 보존적 치료를 해야 할지 며칠을 고민해야 했고 항암이나 방사선 등의 치료 사이에는 홀로 견디어야 하는 괴로움과 두려움도 있었다. 이뿐 아니다. 병원의 '9단계 통증 지수' 문진표로는 측량할 수 없는 고통이 환자의 '아프다'라는 말 속에 숨어 있었다.

카메라가 기록한 것을 의사에게도 보여주고 싶었다. 진료실에서 '얼마나 아프냐?' 묻는 그 짧은 질문에 환자가 답할 수 있는 고통은 실은 표현이 불가능하다는 것을, 의사의 회진을 한 번 보기 위해 환자가 견디어야 하는 하루가 얼마나 긴 것인가를 알려주고 싶었다. 촬영한 것을 보고 의사가 환자를 더 이해할 수 있었으면 했다. 적어도 우리 방송에 출연하는 의사들에게만이라도 당신이 진료실에서 일이 분 동안 만날 수밖에 없는 그 환자의 인생이 무엇인지 한 조각 보여주고 싶었다.

그래서 카메라는 수술을 며칠 앞둔 환자의 집을 찾았다. 실제 식사는 어떻게 하는지, 무엇이 불편한지 살펴보았다. 촬영팀이 찾아가자, 환자의 아내는 인사 대신 "집이 곧 무너질 것 같네요."라며 겸연쩍게 웃었다. 진짜 곧 무너져 내릴 것 같은 반지하집은 그의 육체뿐 아니라 영혼의 불안까지 표현하고 있는 것 같았다.

환자의 병명은 '두경부암'. 갑자기 볼에 혹이 생기더니 점점 커졌고 결국 암으로 밝혀졌다. 급작스레 번져간 암은 얼굴 중에서도 볼과 입, 입속의 삼키는 근육까지 공격해 왔다. 커다란 밤송이만 한 혹이 자란 오른쪽 뺨은 터질 듯했고, 입을 벌리기가 어려워 식사는 티스푼으로 겨우 죽을 떠먹는 정도라 했다. 하루하루 사는 게 바빴던 그의 곤궁한 인생이 한눈에 보였다. "왜 이렇게 병원에 늦게 왔느냐, 일찍 왔으면 병이 이토록 커지지 않았을 것 아니냐?"는 그 흔한 질문을 이 환자에게는 할 수 없을 듯했다.

대학병원에는 '협진'이라는 시스템이 있다. 여러 진료과가 모여 한 환자에 대한 전문적인 분석을 내놓고 치료 방법을 의논하는 방식이다. 특히 암처럼 수술, 방사선, 항암 등 다양하고 전문적인 치료를 협력해 펼쳐야 하는 질환에 유용하다. 두경부암을 치료하는 김철호 교수는 15여 년 전부터 '튜모 보드Tumor Board'란 이름으로 협진을 진행해 왔다.

두경부암은 목부터 얼굴 중 뇌를 제외한 눈 아래까지 생긴 암을 말한다. 치료 범위가 목, 입속, 혀, 볼, 코와 눈 밑의 상악골까지 포함되다 보니 수술이나 치료가 여간 까다로운 게 아니다. 치료 성적은 나날이 좋아지고 있지만 후유증이 크고 치료 시간도 긴 질환 중 하나라 '최악의 암'으로 꼽히기도 한다. 치료 대상이 간이나 대장처럼 몸속에 있는 것이 아니라 눈에 보이는 곳이기 때문에 무엇보다 환자의 얼굴이 바뀌거나 목소리를 잃을 수도 있다는 불가피한 사정도 있다.

그렇다 보니 환자나 보호자의 병에 대한 이해가 무엇보다 중요하다. 치료의 과정과 어려움을 이해하고 있어야 길고 힘든 치료를 견딜 수 있기 때문이다. 그래서 김철호 교수가 생각해 낸 절차가 바로 '튜모 보드'이다. 각종 검사를 마치고 치료를 결정하기 전, 환자는 가족들과 함께 튜모 보드라는 협진에 참여하게 된다. 그러고 나서 입원과 수술이 진행된다.

최종 수술 결정 전, 환자는 아내와 두 아들을 데리고 튜모 보드에 참석했다. 진료실에 들어선 그의 얼굴은 이미 많이 변형돼 있었고 여러 날 제대로 먹지 못해 상당히 야위어 있었다. 아무렇게나 자란 수염, 푹 꺼진 눈과 얼굴의 반을 변형시킨 암 덩어리…… 초라할 대로 초라해진 그가 아내 옆에 작게 앉아 있었다.

진료가 시작되자 영상의학과, 치과 등을 담당하는 의사들이 각자의 의견을 말했다. 그들의 말은 전문적이고 객관적이었다. 각자의 입장에서 병이 어디까지 침투했으며 어디까지 살릴 수 있고 또 어떤 부분을 포기해야 하는지 절도 있게 설명했다. 그때 나는 환자의 눈빛을 보았다. 죄인 같은 그 모습, 가난하기만 했던 가장이 말년에 겪게 된 몹쓸 질병이 마치 자신의 잘못 때문인 것처럼 그는 점점 작아지기만 했다.

각 과의 의견 발표가 끝나자, 김철호 교수는 치료의 종합적인 의견을 말했다. 그의 말이 아무리 정중하고 정확했다 하더라도 그 순간 환자의 귀에는 아무것도 들리지 않았으리라 짐작할 수 있었다. 어쩌면 그 순간 환자에게 가장 필요한 것은 치료에 대한 계획이 아니라 '괜찮을 거다.'라는 위로나 따뜻한 손길이 아니었을까.

방송 원고를 쓰기 위해 '튜모 보드'를 촬영한 세컨드 카메라를 확인해 보니 불안과 죄책감이 가득 찬 환자의 얼굴이 선명하고 크게 잡혀 있었다. 통상 편집을 하다 보면 말하는 의사를 잡은 메인 카메라 샷 사이에 환자의 얼굴을 교차 편집한다. 시청자들에게 두경부암의 심각함을 알리고 경각심을 주기 위해선 환자의 적나라한 클로즈업 인서트를 넣는 게 맞다. 하지만 그럴 수 없었다. 원고를 마무리하기 전, 나는 연출자에게 이전에 없던 메모를 하나 써 넣었다. '환자의 눈빛이 담긴 클로즈업은 넣지 말아주세요.'

방송 후 김철호 교수의 '그' 문자를 받고 조금 마음이 놓였다. 진료실 밖 환자들의 삶까지 헤아려 보겠다는 그 말에는 많은 것이 포함돼 있다.

누구나 병을 조기 발견할 수 있는 것이 아니다. 불운을 예상치 못해서가 아니라 일어나지 않은 일까지 걱정할 형편이 되지 않아서다. 환자들이 살아가는 제각각의 모습을 의사가 보는 것도 중요하다. 그래야 약을 몇 번에 나누어 먹으라 할지, 소독을 집에서 하라 할지 병원으로 와서 하라 할지 좀 더 세심하게 의견을 줄 수 있다. 여전히 대학병원에는 환자가 넘치고 병이 위중한 환자도 많지만 그래도 그 자리에 있는 의사라면 환자 너머의 환경까지도 살필 줄 알아야 하지 않을까. 김철호 교수는 카메라 덕분에 좀 더 세심한 의사가 되겠다고 고백한 최초의 의사이기도 했다. 그 말의 무게를 알기에 환자와 보호자를 대신해 감사의 인사를 드렸다.

김철호 교수는 매년 마지막 날이면 새해 인사를 문자로 보내온다. 나는 늘 비슷한 답을 그분께 보낸다. '환자를 생각하는 교수님의 그 마음 변치 않고, 새해에도 건강하게 치료하시길 빕니다.'라고 말이다.

오지 못하는 환자를 기억합니다

이석구 | 소아외과
(전) 서울삼성병원/(현) 명지병원

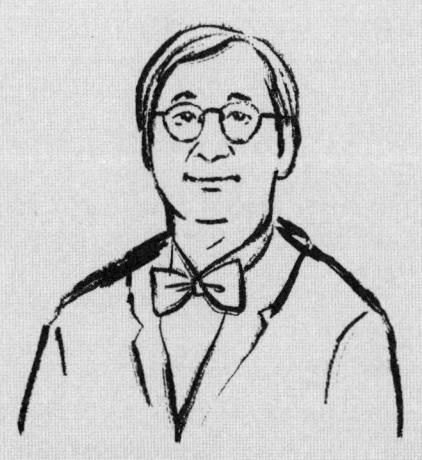

"제가 외과 의사로서 환자에게 가장 미안한 건,
전부 다 살리지 못했다는 것이죠. 건강이 좋아져서 외래에 오는 아기도
많지만 오지 못하는 아기들과 보호자가 있다는 것이 가장 마음이
아프고요. 의사로서 미안한 일입니다."

우영이를 처음 만난 건 2014년 4월, 한눈에 보기에도 황달이 심한 상태였다. 또래보다 체구가 작은 아이는 간이 제 기능을 하지 못해 황달이 심하고 분유도 잘 먹지 못하는 상태였다. 쌍둥이 자매 중 동생인 우영이에게만 찾아온 악몽의 이름은 '선천성 담도 폐쇄증'이었다.

선천성 담도 폐쇄증은 보통 생후 1개월에 발견된다. 외형상으로는 아무런 이상을 발견할 수 없기 때문에 신생아의 변이 흰색인 것을 보고 검사를 받는 경우도 있다. 흔히 쓸개즙이라고도 부르는 담즙은 간에서 생산돼 십이지장으로 배출되는 녹갈색의 소화액이다. 특히 소장에서 지방을 분해하는 중요한 역할을 한다. 선천성 담도 폐쇄증은 담도가 막혀 담즙이 장으로 배출되지 못하고 핏속으로 흘러가, 간경변과 황달이 생기고 간과 생명에 치명적인 위협을 주는 병이다.

보통 신생아에게서 담도 폐쇄증이 발견되면 이를 해결하기 위해 막힌 담도와 담낭을 잘라내고 소장을 간 속에 있는 담관과 이어주는 '카사이 수술'을 한다. 우영이 역시 생후 2개월에 이 수술을 받았지만 간은 회복되지 않았다. 결국 간부전에 이르러 더 이상 간이 제 기능을 하지 못한다는 진단을 받았다. 방법은 단 하나, 간 이식이었다.

생후 5개월 된 아기에게 간 이식을 해야 한다니 기가 막힌 일이지만, 소아외과 이석구 교수의 진료실에는 그렇게 납득할 수 없이 아픈 아기들이 온다. 생후 1개월도 안된 영아들부터, 의사를 보기만 해도 울음부터 터트리는 서너 살의 아이들, 어디가 아픈지 도통 알 수 없는 반응을 보이는 개구쟁이들에다 초등학생을 지난 사춘기, 그리고 청소년들까지 외과적 치료가 필요한 18세 이하의 환자들이 찾는 곳이 바로 소아외과다.

1970년대 말 소아과에서 분과한 소아외과는 '작은 어른'이 아닌 고유의 특징을 가진 '소아'를 치료해야 하는 외과임에도 불구하고 국민의 관심과 제도의 뒷받침이 없는 가운데 점점 소멸하고 있다. 국내를 통틀어 소아외과 세부 전문의는 현재 55명 내외, 소아 심장이나 소아 간 이식의 경우는 '빅 5' 정도의 대형 병원에서만 겨우겨우 명맥을 유지하고 있다.

이석구 교수는 국내에 몇 안되는 소아 장기 이식 외과의다. 그는 국내 최초로 간 이식 수술 전 과정을 수혈 없이 진행하는 무수혈 간 이식과 생후 1개월 된 아기에게 최연소 간세포 이식, 국내 처음으로 환자의 간 기능을 대신할 수 있도록 개발된 '바이오 인공 간'을 이용해 혼수상태에 빠진 급성 간부전 환자의 생명을 구한 진기록을 보유

하고 있다. 국내뿐 아니라 이집트나 베트남에 가서도 간 이식 수술을 집도하거나 생체 간 이식 수술의 노하우를 전수하기도 했다.

2020년 퇴임 후에는 베트남의 하노이에 있는 종합병원에 성인 및 소아 간 이식을 전수하기 위해 1년 반 동안 한국을 떠나 있었다. 그리고 코로나19가 끝날 무렵, 다시 그의 자리인 한국의 수술장으로 돌아왔다. 퇴임을 하고 나면 전쟁 같은 수술장을 벗어나고 싶을 것도 같았다. 그런데 그는 할 수 있는 한 계속 환자를 돌보며 수술을 할 것이라고 한다. 그것이 유일한 자신의 할 일이라고 말이다.

아픈 아기들을 매일 봐야 하는 것이 어른 환자를 보는 것보다 더 힘들지 않을까 하여 역으로 "소아과 의사로서 언제 가장 행복하냐?" 물었다. "수술받았던 아이들이 정기 검진을 받다가 더 이상 안 올 때가 가장 좋아요. 건강해져서. 나를 잊어도 좋으니까 아이들이 건강하게 잘 커서 어른이 돼서 살면 좋겠어요."

'어른이 돼서'라는 말을 들을 때 마음이 쿵쾅거렸다. 아이가 태어나고 자라 어른이 되는 것을 너무나 당연한 순서라 생각했었다. 하지만 그 무심함에 치명적인 틈이 있었던 것이다. 이석구 교수는 늘 그 틈을 보며 살고 있는 사람이었다. 우리가 한 살 한 살 나이 먹어가는 그 평범함에 감사하지 못하고 살아갈 때 그는 아이들의 나이를 세고 있었다. 이제는 백세 시대라고, 누구나 백세를 살아간다며 우리 모두 나이의 축복을 모르고 사는 동안 그는 아이들이 어른이 될 수 있도록 기도하는 사람이었다.

간 이식 수술만이 유일한 치료인 우영이가 떠올랐다. 그의 바람대로 '건강해져서', '어른이 돼서' 더 이상 병원에 오지 않아야 할 텐데, 뇌사자 이식을 기다리기엔 아기의 상태가 너무 좋지 않았다. 그때 우영이의 엄마가 이식 적합 검사를 받겠다고 나섰다. 쌍둥이를 낳은 지 고작 5개월밖에 되지 않은 상태였다. 이석구 교수는 서둘러 이식 적합 검사를 시작했다. 다행히 검사 결과는 좋았다. 엄마의 간 크기가 적당해 작은 우영이에게 꼭 맞는다는 거였다. 불안하고 힘들 아빠와 엄마를 배려한 이 교수의 한마디였다. 그 말을 듣자, 우영이 엄마는 기다리던 소식이라도 받은 것처럼 기뻐했다.

하지만 체구가 작은 우영이의 엄마를 바라보니 마음이 아팠다. 엄마이기도 한 나는 안다. 임신이라는 9개월의 시간이 얼마나 힘들고 어려운 일인가를. 더구나 두 아이를 한번에 태중에 가지고 있기란 얼마나 힘들었을까? 임신 후반에 이르러서는 잠도 자지 못했을 것이다. 힘든 출산을 마치고도 아기가 아프니 엄마의 몸은 돌보지도 못했을 텐데 간 이식 수술이라니……

속상하기는 이석구 교수도 마찬가지였다. 나는 그 마음이 어떤지 물었다. "한마디로 안타깝습니다. 만약 아이들이 위급할 때 언제든지 수술해 줄 수 있을 만큼 사체 기증 간이 있다 그러면 문제가 훨씬 달라질 텐데……. 대부분 아이가 더 이상 버틸 수 없을 때, 어쩔 수 없는 상황에서 마지막으로 택할 수 있는 선택이 생체 이식이거든요. 아무래도 엄마가 기증하는 경우가 많죠. 가장 먼저 엄마가 나섭니다. 아빠들은 가장으로서 경제적인 부분을 책임져야 하니까요."

그해 벚꽃은 참 아름다웠다. 바람결에도 툭툭 터져 날아오는 하얀 벚꽃이 화사했던 그날, 우영이와 엄마는 수술장으로 향했다. 수술은 성공적이었고 회복도 잘되었다. 엄마는 수술 후 일주일 만에 퇴원해 쌍둥이의 보호자로 돌아갔고 우영이는 보호 격리 병실에서 일반 병실로 그리고 퇴원을 하며 무사히 회복을 했다. 그러는 사이 여름과 가을이 지나갔고 병원 창밖으로 낙엽이 우수수 떨어졌다.

겨울의 입구에 선 어느 날, 우영이 엄마로부터 연락이 왔다. 쌍둥이가 첫 사진을 찍는다는 거였다. 두 달 전 그냥 지나간 첫돌도 기념할 겸해서 두 아이를 사진관에 데려가 사진을 찍는다고. 몇 달 만에 만난 우영이는 몰라보게 자라 있었다. 가장 확실한 차이는 황달로 노랗던 얼굴이 뽀얘졌다는 거였다. 볼살이 통통하게 올라 더욱 귀여웠다. 눈물이 많던 엄마와 아빠는 아이들을 웃기기 위해 온갖 소리를 내며 즐겁게 사진을 찍었다. 아빠와 엄마는 두 아이를 향해 여러 번 하트를 만들어 보여줬다. 이 가족에게 두 아이는 사랑의 증거란 생각이 들었다.

그로부터 3년 후 〈명의〉는 10주년을 맞았다. 특집 방송을 위해 찾아간 이석구 교수의 진료실에서 반가운 얼굴을 만났다. 우영이 자매와 엄마였다. 어린이집을 다니기 시작했다는 쌍둥이 자매는 똑같은 옷을 입고 웃고 있었다. 이석구 교수가 바랐던 것처럼 쌍둥이는 곧 그를 잊고 쑥쑥 자라 어른이 될 것 같았다.

인터뷰를 마치며 나는 그에게 물었다. "환자에게 미안할 때가 언제인가요?" 대답을 준비하는 그의 눈가에 눈물이 맺혔다. 천천히 그가 답을 시작했다. "제가 외과 의사로서 환자에게 가장 미안한 건, 전부 다 살리지 못했다는 것이죠. 건강이 좋아져서 외래에 오는 아기도 많지만 오지 못하는 아기들과 보호자가 있다는 것이 가장 마음이 아프고요. 의사로서 미안한 일입니다." 그것은 노년의 의사가 어린 환자들에게 보내는 깊은 사과이자 사랑의 인사였다.

온 마음을 다해 마음을 치유하는 의사

박원명 & 우영섭 | 정신건강의학과
(전) 가톨릭대학교 여의도성모병원/
(현) 우영섭박원명정신건강의학과의원

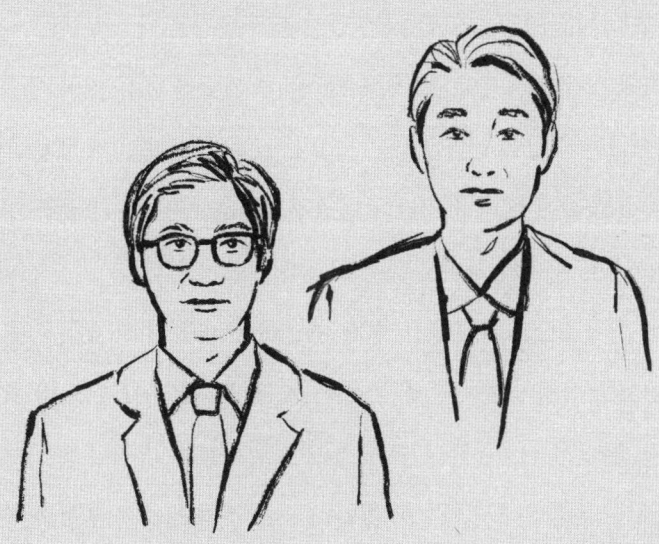

우울증은 '뇌의 병'이다. 우리의 감정에 중요한 역할을 하는
신경 전달 물질이 지속적인 스트레스 등으로 불균형이 생기면
뇌가 감정을 통제하지 못해 우울증이 나타난다.
그러므로 극복이 아니라 치료가 필요하다.

우리는 '아, 우울해!'란 말을 쉽게 한다. 여기서 우울하다는 것은 실은 우울감일 것이다. 우울감은 이유가 분명한 감정이다. 갑작스런 사직이나 사별, 이사나 자녀의 입시, 진급에 실패하거나 친구와 불화할 때도 우울하다. 이렇듯 이유 있는 감정은 '우울감'이다.

하지만 우울증은 다르다. 우선 2주 이상 특별한 이유 없이 우울감이 지속되는 특징이 있다. 이유가 없다. 뇌에 생긴 병이기 때문이다. 그렇기에 극복이 아니라 치료가 필요한 것이고, 치료가 필요한 병이라면 분명 그 분야의 명의가 있을 터였다.

우울증의 증상은 무엇인지, 언제 병원에 가야 할지, 치료의 원리는 무엇인지 정확히 알고 싶었다. 〈명의〉 제작팀은 일주일에 한 번 전체 회의를 통해 각 팀의 아이템을 조율하고 협의한다. 우울증을 다루겠다고 하니 다른 팀에서 걱정이 많았다. 우울증은 사회의 부정적인 인식 때문에 환자들에게 촬영 동의를 받기 어려울 거라고 했다. 실제 8년 가까이 '우울증' 편이 제작되지 않고 있었다.

나는 인식이 바뀌었다고 설득했다. 2024년 당시, 우울증으로 치료를 받은 인구가 100만 명이 넘을 정도로 보편화하였기 때문이다. 넷

플릭스 드라마 〈정신병동에도 아침이 와요〉의 흥행도 내게 희망을 주었다. 지금이야말로 〈명의〉를 통해 우울증에 대한 정확한 정보를 한 번 더 짚어줄 시기라고 생각했다.

그때 딱 떠오르는 두 이름이 있었다. 박원명 그리고 우영섭. 박원명 교수는 국내 최초로 양극성 장애 및 우울증 교과서를 집필하고, 한국형 기분 장애 약물 치료 지침서를 출간한 우울증의 대가이다. 특히 2005년 처음으로 '조울병 선별의 날'을 만들어 우울증과 전혀 다른 조울증을 알리는 데 힘써왔다. 우영섭 교수는 양극성 장애뿐 아니라 공황 장애와 성인 ADHD 등 다양한 정신 질환의 약물 치료를 연구해 왔다.

두 사람은 오래전부터 연관 검색어로 뜨는 그야말로 환상의 '콤비'였다. 알고 보니 둘은 사제지간이며 선후배이고 동시에 가장 믿는 연구자이며 존경하는 의사였다.

박원명·우영섭 교수를 한 팀으로 촬영을 시작했다. 환자의 보호를 위해 동의 과정과 진료 일정, 촬영 시간 등 많은 조율을 거쳤다. 그럼에도 불구하고 촬영에 동의하는 환자를 만나기가 어려웠다. 환자가 걱정하는 우울증에 대한 편견은 여전했다. 우울증 치료 중인 사실을 직장에서 알까 겁을 내거나 가족들에게 비밀로 하고 있다는 이들도 많았다. 다행히 대여섯 분이 촬영에 동의해 주었다.

그들이 동의를 한 이유는 하나같았다. '나 같은 사람이 없기를' 바라는 마음이었다. 어떤 이는 치료를 너무 늦게 시작한 것을 후회했고, 어떤 이는 임의로 약물 치료를 중단한 것, 또 스스로 극복해 보려 했던 것 등을 가장 많이 후회했다.

박원명·우영섭 교수가 진료실에서 환자들에게 가장 많이 하는 말이 있다. 바로 "우울증은 뇌의 병입니다."이다. 췌장에서 인슐린 분비가 충분히 되지 않거나, 인슐린이 나와도 저항성이 생기면 '당뇨병'이 생기는 것처럼, 뇌에서 호르몬이 충분히 만들어지지 않거나 너무 많이 재흡수되면 감정이 통제되지 않아 '우울증'이 발현된다는 것이다.

우리의 감정에 중요한 역할을 하는 것은 뇌에서 분비되는 신경 전달 물질로, 정서와 기억, 수면과 식욕을 조절한다. 그런데 스트레스 상태가 지속되면 신경 전달 물질에 불균형이 생겨 뇌가 감정을 통제하지 못해 우울증이 나타난다. 약물을 통해 신경 전달 물질의 재흡수를 막거나 원활하게 하여 우울한 감정에서 벗어나게 해야 한다. 그러므로 극복이 아니라 치료가 필요하다.

박원명 교수는 환자들에게 치료의 원칙 두 가지를 말한다. 하나는 처방받은 약을 처방대로 먹는 것, 두 번째는 규칙적인 생활이다. 루

틴의 힘을 늘 강조한다.

우울증에 대해 공부를 하다 보니 반성할 것이 너무 많았다. 세상이 많이 바뀌었음에도 환자들은 여전히 사회의 편견과 차별, 오해와 무지 속에서 세상에 나오기를 두려워하고 있으며, 아직도 진단과 치료를 미루고 있었다.

20여 년 전 우울증 치료를 시작했던 엄마의 얘기를 좀 해야겠다. 엄마가 약물 치료를 시작한 당시 나와 동생들은 우울증에 대해 정확히 알지 못했다. 우울한 감정이 전처럼 쉽게 극복되지 않는다는 것을 느낀 엄마가 먼저 치료를 받고 싶다고 말했다. 우리는 '굳이?'라고 생각했으므로, 치료가 시작되고도 엄마에게 약을 챙겨 먹으라고 말하는 대신 마음을 강하게 먹으라고 요구했으며, 약물에 내성이 생길까 걱정했다. 그뿐 아니다. 2년, 3년…… 약물 치료가 생각보다 길어지는 걸 보면서 의존성이 커진 건 아닐까, 이러다 영영 약을 끊지 못하는 건 아닐까 하며 치료 효과를 의심했다.

하지만 엄마는 처방에 따라 충실하게 약을 먹었고 매일 친구들을 만나고 영어나 글쓰기 등을 배울 수 있는 곳을 찾았다. 노래나 댄스 교실의 도움도 받았다. 평생 농사를 지어본 적 없으면서 도시 농부가 되어 감자와 고구마, 고추와 가지를 수확했다. 그리고 '트로트 열풍'

덕도 톡톡히 봤다. 엄마는 방송에 나오는 트로트 가수들의 노래를 따라 부르며 우울한 마음을 날린다고 했다.

엄마가 약을 끊기까지 꼬박 10년이 걸렸다. 환자로서 엄마의 노력은 먹기 싫은 밥을 먹고 꼬박꼬박 약을 챙겨 먹은 것, 나가고 싶지 않지만 억지로라도 일을 만들어 규칙적으로 사회 활동을 했다는 것이다. 그것은 지금까지도 박원명 교수가 환자들에게 강조하는 완치의 비법이다.

사실 먼저 치료를 받고 싶다고 했던 엄마는 특수한 경우다. 아직도 노년 인구의 대부분은 '정신건강의학과'에 대한 편견을 많이 가지고 있어, 결과적으로 치료 시기를 놓치곤 한다. 박원명 교수는 바로 그 부분, 노인 우울증에 대해 관심을 갖고 연구와 진료를 병행하고 있다. 중장년층 중 우울증에 걸린 사람들이 치료를 제대로 하지 않으면 치매로 갈 확률이 2배에서 3배가 된다는 보고가 나오고 있기 때문이다. 약을 먹기 꺼려하고 적극적인 치료를 두려워하는 이들에게 박원명 교수는 이렇게 설명한다.

"우울증을 잘 관리했을 때는 거꾸로 우울증 치매로 갈 확률을 낮춰줄 수 있다는 의미가 되거든요. 우울증을 조기에 발견하고 열심히 치료한다는 것은 곧 치매도 예방할 수 있다는 것입니다."

우영섭 교수가 강조하는 것 역시 우울증의 조기 발견과 약물 치료다. 우울증이 어느 날 갑자기 한 번의 스트레스로 생기는 질환이 아니기 때문이다. 오랫동안 스트레스가 쌓이고 결국 뇌가 그 스트레스를 견디지 못하면서 생기는 병이다. 뇌가 회복될 때까지 오랜 시간이 필요하다. 그 시간 동안 뇌의 스트레스를 감소시켜 주기 위한 처치가 바로 약물 치료다. 그래서 약물 치료를 지속하는 동안 주변 환경이나 관계가 개선되면 우울 증상이 호전되고, 그 상태가 안정적으로 지속이 되면 약물 치료를 중단하고 종료한다는 것이다.

우영섭 교수가 대학병원을 떠나면서 잠시 헤어졌던 두 사람은 2025년 2월 박원명 교수가 은퇴하면서 다시 뭉쳤다. 장기적인 프로젝트와 연구를 위해 두 사람의 이름을 나란히 붙인 정신건강의학과 의원을 열었다.

그 병원엔 이런 글귀가 써 있다. '명의, 온 마음을 다해 환자의 마음을 치유하는 의사'. 20년, 30년 넘게 마음을 연구하고 치료해 온 의사들이기에 단순한 위로의 말이 아니라 책임 있는 치료이자 처방이라는 생각이 들었다. 마음이 든든하다.

작가 노트
의사의 마음

"모르고 살았으면 더 좋았겠죠."

'한강 이남에서 가장 위암 수술을 잘한다.'라는 수식이 붙었던 유완식 교수의 인터뷰에서 그 말을 들었다. 다음 날 그가 수술해야 할 환자는 대구에서 나고 자란 동년배였다. 유완식 교수 역시 한 번도 대구를 떠난 적이 없었다. 그러니 두 사람은 학교를 같이 다녔을 수도 있고 이웃이었던 적이 있거나 그도 아니면 어느 길모퉁이에서 한 번쯤 스쳤을지도 몰랐다. 그런 두 사람이 의사와 환자로 만났다는 것이 특별해 보였다.

하지만 그의 생각은 달랐다. "모르고 살았으면 더 좋았겠죠." 아무리 좋은 인연이라 하더라도 병원에서의 인연이라면, 차라리 서로 모르고 살았던 것이 더 좋다는 거였다. 위암에 걸리지 않았다면 서로 만나지 않았을 인연이니 말이다.

"의사와 환자는 서로 잊히는 게 제일 좋지요."

간암과 간이식 수술의 명의인 서경석 교수의 인터뷰를 듣는 순간 의사의 마음을 조금 더 이해하게 되었다. "수술이 많아서 너무 피곤한 오후였는데 어떤 신사분이 저를 보고 반갑게 달려오시는 거예요. 그분 말씀이 10년 전에 저한테 수술을 받으셨대요. 그제야 생각이 났어요. 수술을 해도 완치가 어려울 것 같은 환자였고 수술도 참 어렵게 했었죠. 근데 별탈 없이 잘 지내신다고 하셨어요. 5년 전부턴 정기 외래에도 안 오신다고요."

완치 판정을 받기 전까지는 한 달 혹은 6개월에 한 번씩 만나기 때문에 한눈에 알아봤을 두 사람. 하지만 10년도 더 지나 이제 서로 점점 잊혀가는 사이가 되고 있었다. 서경석 교수는 그래도 좋다고 했다. 환자가 어디선가 잘 살아 있다면 그것으로 의사는 보람이라고 말이다.

"의사와 환자는 서로 잊히는 게 제일 좋지요. 그래도 제가 수술해서 잘 살고 있다는 환자들을 만나면 외과의사란 직업이 참 힘들지만 보람 있는 일이구나 생각이 돼요. 제가 이 세상에 필요한 사람인 것 같은 생각도 들고요."

늦은 밤 연구실을 빠져나가는 그의 굽은 어깨를 보며 참 고마운 마음이 들었다.

"아이들이 나를 잊으면 좋겠어요."

소아 안면 기형을 수술하는 김석화 교수의 말이었다. 보통 구개 구순열이나 선천성 안면 기형으로 수술을 받는 아이들은 생후 3개월 정도부터 시작해 서너 번 수술을 더 하게 된다. 어린아이가 이겨내기 쉽지 않은 고통이다. 하지만 선천적으로 불완전했던 얼굴의 아이들은 그의 손을 거치며 동그랗고 예쁜 얼굴이 되어간다. 더 자라면 아이도 부모도 아이의 처음 얼굴을 잊게 된다. 몇 번의 수술 끝에 얻게 된 얼굴은 아빠나 엄마를 닮은 그런 얼굴이다. 그래서 김석화 교수는 아이들이 자라 자신을 잊으면 좋겠다고 했다.

"수술 때문에 아팠던 것도 잊고 병원에서 저를 만났던 것도 잊고 잘 살아주면 좋겠어요. 그럴 수 있도록 해주려고 노력하지요." 그래서였을까? 그의 수술을 가까이서 목격한 촬영팀은 '수술이 아니라 예술'이라는 말을 몇 번이나 했다. 더 미세하고 더 섬세하게 이어 붙이고 새로 만드는 모습을 보면 자신들이 촬영하는 곳이 수술장이라는 사실을 잊게 된다고 말이다.

귀가 없이 태어난 소이증 환아에게 연골을 이용해 귀를 만들어주는 김 교수의 수술은 진짜 예술에 가까웠다. 작은 수술등 아래에 수술용 안경을 끼고 앉은 그는 조심스럽게 그리고 되도록 표나지 않게 수술을 했다. 그것은 수술을 받은 아이가 자신을 만났던 기억까지도 다 잊을 수 있도록 해주고자 하는 마음이었다.

"엄마의 태중에 있을 때 완성되어야 했던 것인데 그러지 못했잖아요. 그러면 태어난 후에 완성을 시켜줘야죠." 자라면서, 시간이 지나면서 모습이 더 좋아질 거라고 했다. 점점 수술의 흔적이 사라지고 고통의 시간이 잊힐 거라고 했다. 그리고 그런 날이 오면 '나를 만났던 기억'도 잊어주었으면 좋겠다고 했다. 그렇게 잊고 잘 커주면 좋겠다고 말이다.

나는 그렇게 명의들의 인터뷰를 들으며 '의사의 마음'에 대해 생각했다. 우리는 흔히 잊지 말자고 다짐한다. 잊지 말아 달라고 한다. 하지만 병원에서의 인연, 그때의 기억은 잊어줘야 하는 것이다. 다시 만나지 않아도 좋으니 건강해져야만 하는 것이다.

병원에서 만났던 그 인연과 기억을 잊을 수 있도록 잘 살아주는 것, 그것이 긴 시간 긴장을 놓지 않고 수술대 앞에 섰던 의사에게 할 수 있는 가장 큰 보답이며 찬사가 아닐까. 나는 그렇게 의사의 마음을 이해했다.

part 4.
———

간절하게, 지혜를 모아

엔데믹은 끝나지 않았다

엄중식 | 감염내과
가천대 길병원

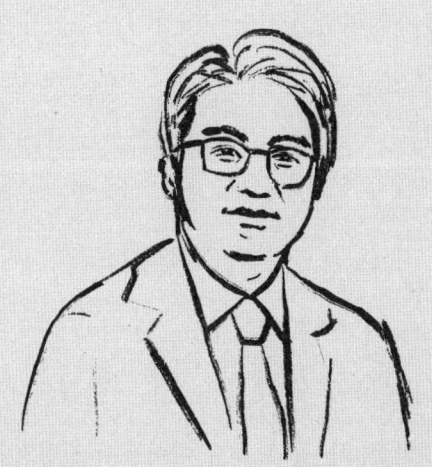

모두가 코로나19를 잊고 있는 이 시기에도 엄중식 교수는
멈추지 않는 코로나19 환자들 속에서
경구 항바이러스 약제가 부족해 절절매고 있다.
그는 "엔데믹은 '종식'이 아니다."라고 외치고 있다.

2020년 인류는 전 세계적으로 동시에 그리고 급격하게 엄청난 위협과 마주했다. 적은 바로 '코로나19COVID-19'라는 이름의 감염병. 팬데믹이 시작되자 전 세계는 국경을 닫고 서둘러 백신을 개발하고 사람들은 마스크를 썼으며 일상이 멈췄다. 잡히지 않는 바이러스는 변이에 변이를 만들며 강력한 공격을 이어갔지만 우리가 할 수 있는 일이란 고작 백신을 맞는 일, 그리고 거리 두기와 마스크 쓰기가 전부였다.

지금은 아주 까마득한 옛일처럼 느껴지지만 그땐 참 심각했다. 열이 나면 학교에도 회사에도 식당에도 심지어 병원에도 갈 수 없었다. 학교는 인터넷을 이용한 줌 수업을 했고 아이들은 정해진 요일에만 학교를 갔다. 그렇게 2년을 보내고 아이들이 정상적인 등교를 시작하던 그때 변이가 확산됐다. 델타, 스텔라, 오미크론 등 이름도 다양했다. 전 국민 3명 중 1명이 확진되는 감염병의 시대였다.

사람들은 공포와 불안에 떨었다. 불안을 부추기는 나쁜 소문과 코로나 블루는 빠르게 퍼져 나갔다. 다시는 코로나19 이전으로 돌아갈 수 없을 것 같은 무거운 절망이 공기 중에 가득했다. 감염병보다 불안과 무기력 때문에 숨이 막혔다.

감염병의 시대를 건너가려면 '명의'가 해야 할 일이 있다고 생각했다. 누군가는 자신의 전문성과 이름을 걸고 명확한 답변을 해주어야 했다. 우리는 변이가 무엇인지 알아야 했고 알려야 했다. 그래야 영혼을 잠식하는 불안에서 벗어날 수 있었다.

가장 불안이 큰 그룹을 위해 노년내과와 소아과 그리고 감염내과의 교수들을 한자리에 모았다. 과연 코로나19에 걸리면 폐가 망가지는 건지, 집단 면역은 언제 생기는지, 한번 걸리고 나면 안심해도 되는지, 백신 괴담 속에서도 추가 접종을 꼭 해야 하는지…… 묻고 답을 들어 알려야 했다. 사실 코로나19가 무서운 이유는 그것을 잘 알지 못하기 때문이었다. 믿고 따를 사람이 없는 것이 사람들을 불안케 하고 두려움에 떨게 했다. 우리에겐 '괜찮다'라고 말해 줄 사람이 필요했다.

"끝날 때까지 끝난 것이 아니다.'라는 말이 있는데 우리가 충분히 안심할 수 있을 정도가 될 때까지는 유행이 다시 퍼질 수 있고 또 새로운 변이의 유입과 유행이 시작될 가능성이 있습니다. 하지만 우리가 이길 겁니다. 우리 의료진, 연구진이 국민이 다 쓰러지도록 놔두지 않을 겁니다. 고위험군을 보호할 전략을 만들 테니 국민들은 개인 방역 지침에 적극적으로 참여해 주시면 좋습니다."

감염내과의 엄중식 교수의 말에서 나는 '우리가 이길 겁니다.'라는 문장에 희망을 걸었다. 하지만 의료인인 그는 어쩌면 '끝날 때까지 끝난 게 아니다.'란 말을 하고 싶었는지 모르겠다.

사실 코로나19와의 전쟁에서 가장 일선에 선 것은 의료진과 환자들이었다. 세계 어느 나라 형편은 마찬가지였지만 준비된 시스템이 없었다. 처음 겪는 일이라 누군가의 희생을 담보할 수밖에 없었다. 방역 성공을 위해 엄청난 물자와 인력 자원을 갈아 넣었다. 뉴스를 지켜보는 시민들은 의료진이 쓰러질까 봐 애태워야 했고 제때 필요한 치료를 받지 못하는 환자들은 목숨의 위협을 받았다. 이전에 우리를 위협했던 감염병으로는 사스도 있고 메르스도 있었지만 코로나19는 다시 생각해 봐도 믿기지 않는 재앙이었다.

우리나라에서 첫 환자가 발생한 지 만 5년이 지났다. 2023년 9월부터 코로나19는 '관심' 단계인 4급 법정 감염병으로 분류되었다. 우리나라에서 공식적으로 약 3만 5,000명이 사망했다. 코로나19 치료 이

후에 사망한 이들의 숫자는 집계조차 되지 않았다. 이들 또한 희생자로 보아야 할 것이다.

아직 코로나19가 종식되진 않았지만 그때 취약했던 이들은 지금도 취약하다. 코로나19로 인한 경기 침체와 불황, 인플레이션으로 노약자들, 소외 계층, 저소득 가정은 그 전보다 더욱 힘든 상황이 되었다. 이뿐만 아니다. 개인의 생활을 포기하고 오로지 사명감으로 코로나19와 사투를 벌이던 간호사들은 그저 한때 '영웅'이었을 뿐 곧 잊혔다.

응급실을 포함한 의료진, 의료 시스템은 어찌 되었는가? 코로나19가 잠잠해지면서 개선과 구축에 대한 의지와 관심은 빠르게 사라졌다. 다시 코로나19가 유행한다면 더 체계적인 시스템이 작동할까? 아마도 어려울 것이다. 무엇보다 의료진과 국민들 사이의 신뢰가 무너졌다. 정부와 의료진 사이는 더 심각하다. 2020년 1월처럼 무거운 방역복을 입고 쓰러지면서도 방역을 위해 애써줄 사람이 누가 있을까? '국민들이 쓰러지도록 놔두지 않을 거'라는 말이 지금도 유효할까?

모두가 코로나19를 잊고 있는 이 시기에도 엄중식 교수는 멈추지 않는 코로나19 환자들 속에서 경구 항바이러스 약제가 부족해 절절매고 있다. 그는 "엔데믹은 '종식'이 아니다."라고 외치고 있다. 다 끝난 게 아니라고 외치고 있는 것이다.

엔데믹endemic은 특정 질병이 특정 지역에 지속적으로 존재하는 상태(토착화)를 의미한다. 2023년을 지나면서 5~6개월 주기로 환자의 증가가 반복되고 있는 현상에서 답을 찾을 수 있다. 코로나19 바이러스가 새로운 양상의 유행을 일으킬 정도로 큰 변이가 발생하지 않는 한 인플루엔자와 같이 주기적으로 유행하는 호흡기 감염병으로 토착화하고 있는 과정이다. 그래서 백신 접종이 필요하다.

현재 사용할 수 있는 백신은 감염을 완전히 예방하는 효과보다는 중환자 발생과 사망 환자 발생을 감소시키는 효과 때문에 고위험군 중심으로 접종을 시행하는 것이다. 그런데 이 백신의 효과가 4~5개월 이후에 감소하는 경향을 보이기 때문에 주기적인 접종이 필요하다. 고위험군에 해당하지 않더라도 의료인이나 고위험군을 간병하는 수준의 밀접 접촉을 하는 사람은 적극적으로 접종할 필요가 있다. 다행인 것은, 머지않아 인플루엔자와 코로나19에 대하여 한 번 접종으로 동시에 예방이 가능한 백신이 나올 예정이라고 한다.

세계적인 수준의 치료 성적을 보였던 한국 의료는 2024년 '의정 갈등'의 타격 속에서 붕괴되기 시작했다. 그것은 하루아침에 일어난 '사고'가 아니라 예견되었던 '사건'이었다. 사실 한국의 의료 시스템은 수많은 문제에도 불구하고 의료 취약 계층과 소외 지역을 위해 고군

분투하는 의사, 밤낮없이 수술실을 지키는 바이탈과 전공의, PA 간호사(Physician Assistant, 의사 보조) 등 여러 사람의 희생으로 유지되고 있었다. 누군가의 희생으로 유지되는 시스템이 건강할 리가 없다.

엄중식 교수는 대한민국의 의료 역사는 2024년을 기준으로 나뉠 것이라 한다. 그리고 이 시기를 '희망이 없는 싸움의 시간'이라고 말한다. 코로나19와 싸우던 3년은 희망이 있는 싸움이었지만 차세대 인력을 양성하지 못하는 지금은 희망이 없다는 것이다.

넥스트 팬데믹을 준비해야 할 골든 타임을 놓치고 우리는 얼마나 많은 생명을 잃게 될지, 훗날 이 치명적인 공백을 결국 생명으로 갚게 된다는 걸 알기에 더 두렵기만 하다.

아픈 무릎을 일으켜 세우는 일

민병현 | 정형외과
(전) 아주대학교/(현) 뉴민병원 대표원장,
미국 웨이크포리스트Wake Forest 대학교 재생의료센터 겸임교수

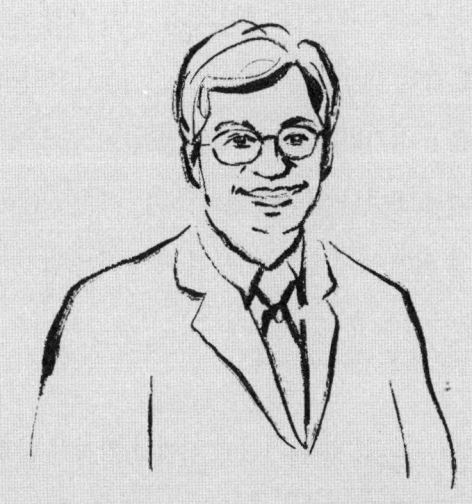

대부분 인간을 괴롭히는 질환은 둘 중 하나다.
생명을 위협하거나 삶의 질을 떨어뜨리거나. 여기서 분명한 것은 노화가
원인인 질환들은 생명을 위협하진 않지만, 삶을 질을 떨어뜨린다는
것이다. 그리고 대부분 어떤 치료를 해도 이전으로 돌아가기 어렵다.

〈꽃보다 할배〉라는 프로그램을 보며 많은 시청자가 백일섭 배우를 걱정했다. 그의 나이는 신구나 이순재 배우보다 여덟 살 이상 젊은데도 무릎 때문에 절절맸다. 무릎은 나이에 따라 나빠지지 않는다. 체중이나 염증 관리, 생활 습관, 운동의 양에 따라 무릎의 나이가 달라진다. 어딜 가든 앉을 데만 찾는 백일섭을 보며 시청자들은 아마 자신의 무릎을 한 번씩 만져봤을 것이다.

맞다. 그 좋은 구경거리를 앞에 두고도 무릎이 도와주지 않으면 그림의 떡이다. 가는 곳마다 입구에 앉아 "나는 여기서 앉아 있을 테니 다녀오라."는 말 외엔 답이 없다. 아무리 세상 없는 절경이라 해도 아픈 무릎을 일으켜 세울 순 없다. 그게 슬픈 무릎의 뼈아픈 통증이다.

민병현 교수의 진료실 앞 대기실엔 언제나 환자가 많았다. 하루에 100명 가까이 진료를 보는데도 예약은 늘 6개월 이상 밀려 있다. 그만큼 무릎 아픈 사람이 많다는 방증이다. 6개월을 기다려서라도 이름난 의사에게 진료를 받으려는 이유는 두 가지다. 첫째는 나한테 맞는 치료를 하고 싶다는 것이고, 둘째는 함부로 치료받지 않겠단 의지다.

아무리 인공 관절 수술이 발전했다고 하더라도, 통증이 심하더라도 성급히 인공 관절 수술을 할 수는 없는 일이다. 그 이유는 인공 관절이 완전 영구적이지 않으며, 무엇보다 자신의 관절만큼 완벽하지 않기 때문이다. 그래서 민병현 교수가 환자들을 안심시키기 위해 하는 말이 있다. "무릎 아프다고 죽지 않아요." 환자의 아픔도 모른 채 야박하게 하는 말이 아니다. 할 수 있는 치료를 천천히 다 해보고 맨 나중에 꼭 필요하면 그때 인공 관절 수술을 하자는 거다. 그러니 조급해하지 말라는 거다.

70대의 한 할머니가 얌전한 모습으로 대기실에 앉아 있다. 가끔 다리를 쭉 펴고 들었다 내렸다 하며 운동을 하기도 한다. 대기실에서 무표정했던 것과 달리 진료실에 들어가 민병현 교수와 인사를 나눈 할머니는 이내 딴 사람이다. "운동 많이 하셨어요?"라는 첫 질문이 떨어지자마자 할머니는 "그럼요 그럼." 기다렸단 듯이 대답을 한다.

민 교수는 곧바로 다음 단계로 넘어간다. "자, 그럼 스쿼드 한번 해볼까요?" 할머니는 자신만만한 모습으로 일어나 스쿼드를 한다. 70대 중반이란 나이가 믿기지 않을 만큼 동작은 정확했고 몸은 가볍다. 스쿼드 15개를 거뜬히 해내자 민 교수의 박수와 칭찬이 터져 나왔다. "와, 진짜 잘하시네."

할머니의 동작을 보며 대체 왜 병원에 온 것인지, 그것도 무릎을 치료하는 정형외과에 왜 온 것인지 알 수가 없었다. 그러다 할머니의 CT 검사를 보고야 알았다. 할머니는 무릎 골관절염 4기, 누가 봐도 수술을 해야 할 정도로 나빠진 상태다. 2년 전 처음 민병현 교수를 찾아올 때와 달라진 것은 없다. 닳아진 연골이 재생된 것도 아니다. 하지만 검사 결과를 보는 민병현 교수의 얼굴은 밝았다. "더 안 나빠졌어요. 작년하고 똑같아요. 백 점!!" 할머니는 우등상을 받은 학생처럼 뿌듯한 얼굴로 카메라를 봤다. 손가락으론 V자를 그리고 있었다. 이 둘은 왜 이리 좋아하는 것일까? 왜 백 점이라는 것이지?

할머니는 처음 민병현 교수를 찾아왔을 때 간곡히 부탁을 했다. 무릎 통증은 참을 수 없을 만큼 심하지만 인공 관절 수술은 도저히 못하겠다, 그러니 다른 방법은 없겠느냐고. 그때 민병현 교수의 처방이 내려졌다. 비수술적 치료인 운동 처방이었다. 첫째, 몸무게를 관리하고 매일 운동을 할 것. 둘째, 운동 중에서도 무릎을 잡아주는 대퇴사두근 운동을 꾸준히 할 것. 셋째, 처방해 준 약을 꾸준히 먹을 것.

할머니는 수술을 하지 않고도 무릎이 안 아플 수 있다면 뭐든 하겠단 굳은 약속을 했다. 놀면 뭐하겠냐 하는 심정으로 하루 세 번 무릎에 좋다는, 그러니까 대퇴사두근을 강화하는 스쿼트나 다리 들기, 종아리를 튼튼하게 하는 까치발 운동을 했다. 선선한 아침저녁엔 살짝 언덕이 진 동네 공원을 돌았다. 한 달 두 달…… 어느샌가 걸어도 통증이 없고 앉고 일어설 때마다 터져 나오던 신음 소리가 줄었다. 그때부터 할머니는 의사의 처방을 더욱 믿게 됐고 '운동 전도사'가 되었다. 민병현 교수가 대중 강연을 할 때면 맨 앞자리에 앉아 하나라도 더 배우려고 애를 쓴다.

그의 환자 중에는 할머니처럼 운동이나 약물과 같은 비수술적 치료를 받는 환자가 많다. 수술을 주로 하는 정형외과임에도 불구하고 말이다. 민병현 교수가 이렇게 수술에 신중하고 심지어 인색하기까지 한 이유가 있다. 환자들의 높은 기대를 충족시킬 수 없기 때문이다.

대부분 인간을 괴롭히는 질환은 둘 중 하나다. 생명을 위협하거나 삶의 질을 떨어뜨리거나. 여기서 분명한 것은 노화가 원인인 질환들은 생명을 위협하진 않지만, 삶을 질을 떨어뜨린다는 것이다. 그리고 대부분 어떤 치료를 해도 이전으로 돌아가기 어렵다. 심지어 수술을 한다 해도 말이다. 예를 들면 무릎 골관절염, 어깨 회전근개 파열, 오십견, 손가락 관절염, 요추 협착증이나 허리 디스크, 발목 염좌나 관절염 등이 그렇다.

반면 수술을 결심하는 환자들은 '회춘'을 원한다. 종일토록 걸어도 즐겁기만 했던, 차를 타고 하루 열 시간이라도 갔던, 아이들을 둘씩이라도 업어주던 그때로 돌아가고 싶은 것이다. 시간을 되돌릴 수는 없지만 혹여 '수술'이나 '의학 기술'은 예전의 완벽했던 몸으로 돌려주지 않을까 하는 기대. 하지만 야속하게도 그런 수술은 없다. 인공관절이라고 해도 말이다. 통증으로 잠 못 이루고, 꼼짝 할 수 없는 일상을 회복시켜 주는 것이 '수술'의 목표다. 만병통치약이 아니란 것이다.

민병현 교수가 추천하는 '만병통치약'은 사실 수술이 아니라 운동이다. 그래서 그는 한때 '자전거 전도사'이기도 했다. 무릎 연골에 부담을 주지 않으면서 대퇴사두근을 강화하는 데 자전거보다 좋은 운동이 없다며 틈만 나면 '복음'을 전파하곤 했다. 대학병원에 근무할 때는 자전거로 출퇴근을 하기도 했고 몇 년 전엔 동해안을 자전거로 돌기도 할 만큼 자신의 무릎 건강을 위해 자전거를 즐겨 탔다. 물론 지금도 자전거라면 엄지를 척 든다.

자전거 타기가 무릎 노화를 막고 싶은 사람이나 골관절에 손상이 적은 이들을 위한 처방이라면, 수술 후 회복을 위한 운동으로 추천하는 처방은 '걷기'다. 그래서 그는 요즘 수술 후 회복 중인 환자들과 함께 고궁 걷기를 한다. 수술 후 회복을 위한 '산책 프로그램'인데 이것은 그가 오랫동안 꿈꿔왔던 일이다.

그가 환자들과 함께 보다 많은 시간을 가질 수 있게 된 것은 두 가지 덕분이다. 하나는 대학병원에서 퇴임했다는 것, 그리고 그의 곁에는 자신의 업을 물려받은 아들이 있다는 것. 그리고 또 하나, 무릎을 연구하고 치료하는 정형외과 의사로 40여 년 가까이 살아오면서 깨달은 이 한마디 때문이다. "수술은 치료의 한 방법일 뿐, 진정한 의사의 역할은 환자의 삶을 다시 일으켜 세우는 것이다."

어디에 있든 얼마나 아프든, 살려서 치료받게

양혁준 | 응급의학과
가천대 길병원

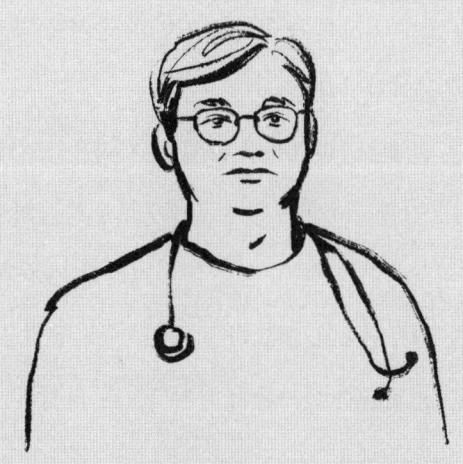

그는 응급의학은 사회의 안전망이라 답했다. 대도시에 있든 오지에 있든, 산에서든 바다에서든 국민 누구나 응급 상황에 처했을 때 적절한 조치를 받을 수 있어야 한다는 것이다.

어느 날 갑자기 날카롭게 파고드는 벼락같은 순간이 있다. 별안간 일어난 사고, 느닷없는 의식 불명, 무심결에 일어난 약물 중독 그리고 믿기지 않는 심정지까지. 그 어떤 것도 예측할 수 없는 일이다. 예측할 수 없는 불행은 끝내 절망이 되기에, 절체절명의 그 순간에도 우리가 안심하고 살 수 있도록 누군가는 만반의 준비를 하고 있어야 한다. 그게 바로 응급의학이다.

우리나라에는 권역응급의료센터 42개소, 지역응급의료센터 137개소, 지역응급의료기관 230개소 등 총 409개소의 응급의료 기관이 있다. 특히 중증 외상이나 심정지, 심근경색 그리고 뇌졸중 등 생명 위협이 큰 환자를 최우선으로 치료하는 곳이 바로 권역응급의료센터다. 한마디로 '가장 위급한 환자들이 마지막으로 의지하는 곳'이다.

양혁준 교수는 30년 동안 응급의료의 체계화된 시스템 구축을 연구한 사람이자 '하늘을 나는 응급실'이라 불리는 '닥터헬기'를 대한민국에서 최초로 운항한 응급의학 전문가이다. 그에게 처음 연락했을 때, 그는 몇 번이나 방송을 사양했다. 응급 의사는 '의사 이전의 의사'

인데 무슨 명의가 있냐는 이유였다. 몇 번의 설득 끝에 응급센터 촬영을 시작한 첫날, 나는 그곳에서 일상의 평화를 순식간에 잃어버린 사람들을 목격했다. 마치 날카로운 칼로 잘라낸 듯 단번에 잘려 나간 일상의 한 끝에 서서 수많은 사람이 혼란에 빠져 있었다. 황급히 어머니를 업고 오느라 신발을 제대로 신지 못한 아들, 축 처진 아이 곁에서 입술이 갈라진 엄마, 의식을 잃은 남편의 손을 꼭 쥔 아내……

그 혼란 속에 사흘째 남편의 곁을 지키고 있는 한 아내가 있었다. 사흘 전, 저녁 식사를 마치고 일찍 잠자리에 들었던 남편은 가슴이 답답하다며 잠에서 깼다. 그리고 잠시 후 그대로 쓰러졌다. 심장마비였다. 아내는 119에 전화를 했다. 상황을 파악한 구조대는 아내에게 심폐 소생술을 할 수 있느냐고 물었다. 심장과 뇌의 손상을 최소화하기 위해서는 구조대가 도착하기 전까지 심폐 소생술을 해야 했기 때문이다. 하지만 아내는 방법을 몰랐다. 구조대는 아내에게 전화로 심폐 소생술을 설명하며 따라 하도록 했다. 아내는 전화를 통해 지시하는 대로 심장 마사지를 시작했다. 7분 후 구조대가 도착해 남편을 권역응급센터로 옮겼다. 심정지 22분, 119 신고 후 21분 만이었다.

병원에 도착하자 양혁준 교수를 비롯한 응급의료진은 심장을 소생시키기 위해 약물을 투여했고 전문적인 심폐 소생술CPR을 시작했다.

사투 끝에 심장은 다시 뛰기 시작했지만 의식은 돌아오지 않았다. 심장은 혈액 공급이 단 4분만 중단돼도 심각한 손상이 시작되는데 무려 20분 이상 정지되었기 때문이다. 응급의학과를 비롯한 간호사, 중환자 전문의 등 다학제팀은 할 수 있는 모든 것을 했다. 이제는 기적이 필요한 순간이었다. 의료진도 숨죽이며 하루하루를 보냈다.

사흘째 오후, 남편이 깨어났다. 심장이 정지해 있는 동안 뇌 손상이 일어나 약간의 기억 장애와 두통이 있지만 그 정도면 무사히 고비를 넘긴 거였다. 자신에게 일어났던 일을 알게 된 남편은 구조대와 의료진 그리고 아내에게 고마움을 전했다. 사실 심정지였던 그를 구한 건 누구 한 사람의 공이 아니었다. 신속한 신고와 구조 그리고 침착한 응급 처치와 전문적인 치료가 어우러져 한 생명을 구할 수 있었던 것이다.

우리나라의 응급의료 시스템에는 시급히 해결해야 할 문제가 많다. 그중 하나가 인력 문제다. 응급의학을 이끌어 갈 전공의가 점점 줄고 있다. 2021년까지만 하더라도 100%를 웃돌던 전공의 지원율이 점차 감소하더니 2024년에는 79%로 역대 최저치를 기록했다. 이 숫자의 의미는 100명의 전공의가 필요한데 지원자는 79명이라는 것. 21곳은 전공의, 즉 전문의가 되기 위해 수련하는 의사가 없다는 얘기다. 가장 심각한 분야는 산부인과, 소아청소년과, 다음이 응급의학과다.

응급 환자가 병원 여러 곳을 돌다가 사망했다는 뉴스가 자주 등장한다. 서울과 수도권 대형 병원의 응급실엔 너무 많은 환자가 몰리지만 인력과 시설이 부족한 지방의 중소형 병원에는 아예 응급실이 없는 곳도 많다. 그뿐 아니다. 전공의 이탈 이후 비상 진료 체계가 1년 넘게 이어지고 있는 가운데 응급의학과 의료진의 '번아웃'도 심화하고 있다. 50대 의료진이 반복되는 야간 당직으로 뇌졸중이나 심근경색으로 쓰러지고 있다는 뉴스가 나오고 있다. 우리는 2019년 2월 4일 윤한덕 국립중앙의료원 중앙응급의료센터장이 쓰러진 것을 기억한다. 설 연휴 기간에도 근무하던 중 자신의 사무실에서 숨진 채 발견되었고 사인은 과로로 인한 급성 심근경색이었다.

양혁준 교수는 '응급의는 의사 이전의 의사'라 했다. 의사만 환자를 잃지 않도록 노력해야 하는 것은 아닐 것이다. 언젠가 환자가 될 수 있는 우리도 의사를 잃지 않아야 한다.

또 하나는 응급의료에 대한 국민의 인식 전환이다. 닥터헬기는 2017년 한 해에만 1,400건 이상 출동해 많은 생명을 살려왔지만, 이착륙 시 불가피하게 발생하는 소음 때문에 민원이 끊이지 않았다. 급

기야 민원으로 인해 착륙 지점 변경이나 운항 지연이 발생했고 이는 응급 환자의 생명에 위협이 되었다. 이 문제를 국민적 관심으로 바꿔보자는 캠페인이 일어났는데 바로 2019년에 시작된 "닥터헬기 소리는 생명을 살리는 소리입니다."라는 '소생 캠페인'이었다. 덕분에 많은 국민은 헬기 소음이 풍선이 터질 때와 비슷한 115dB라는 것을 알게 되었고, 이 소음은 다름 아닌 생명을 살리는 소리라는 것도 알게 되었다. 그 후 닥터헬기에 대한 국민 인식이 전환되었고 운항과 이착륙에 대한 지원과 제도가 마련되었다. 양혁준 교수는 당시를 떠올렸다. 캠페인을 벌이면서 국민들이 보내준 관심과 응원은 '닥터헬기'로 대표되는 응급의학에 대한 국민적 이해와 협조였기 때문이다.

양혁준 교수에게 응급의학의 최종 목표를 물었다. 그는 응급의학은 사회의 안전망이라 답했다. 대도시에 있든 오지에 있든, 산에서든 바다에서든 국민 누구나 응급 상황에 처했을 때 적절한 조치를 받을 수 있어야 한다는 것이다. 덧붙여 그는 자신이 있는 인천 지역의 특성에 맞는 응급의료 체계를 정착시키는 것이 자신이 기여할 수 있는 역할이라고 했다. 응급 환자가 권역을 벗어나서 소위 '응급실 뺑뺑이'를 하는 상황이 발생하지 않도록 지역 응급의료 기관 간 네트워크를 강화하고 지역의 응급의료 기관들이 서로 협력할 수 있는 모델을 만드는 것이 최종 목표라고 말이다.

지난 30년간 그가 마음에 품고 있었다는 문장이 떠오른다. 이것은 '응급의학은 무엇인가?'에 대한 그의 답이기도 할 것이다. "어디에 있든 얼마나 아프든, 살려서 치료받게 해야 한다."

작가 노트
질병과 마주하는 슬기로운 자세

 그는 혼자였다. 단기 병동에 입원해 폐암에 대한 정밀 검사를 받는 며칠 동안 내내 혼자였다. 아내도 딸도 아들도 없이 혼자 입원해 사흘간 조용히 검사를 받았다. 왜 가족과 함께 오지 않았느냐는 질문에 "가족들 고생시킬 필요 있나요? 잠자리도 불편하고…… 아직 어디가 아픈 것도 아닌데……"라고 답했다.
 건강검진에서 우연히 폐에 작은 종양을 발견되어 CT를 찍어보고 그는 폐암이라는 진단을 받았다. 하지만 본격적인 치료에 앞서 필요한 정밀 검사가 많았다. 폐암이 어떤 종류의 세포인지 알기 위해 폐 조직을 일부 떼어내 검사를 해야 했다. 암의 크기와 위치를 알기 위해서 MRI 검사도 해야 했고 수술에 대비해 폐 기능 검사도 했다. 그리고 전신을 보는 PET CT라는 걸 찍어서 뼈나 뇌, 간 등에 전이가 없는지도 살펴야 했다. 그런 검사를 위해 금식을 하며 사흘 동안 입원을 한 것이었다.

그는 조용히 앉아 책을 읽었고 가만히 차례를 기다렸다. '어른이 되는 법'에 대한 이야기가 쓰인 책을 읽는 중이라고 했다. 어느 날 문득 찾아온 암 앞에서 자신을 지켜야 할 사람, 벽처럼 든든하게 서 있어줘야 할 사람이 '자신'이라는 것을 알게 된 가장의 마음이 전해졌다.

"초조하지요. 사람인데 왜 걱정이 안 되겠습니까? 하지만 가족들을 위해서 제가 강해져야죠. 잘될 거라 믿고 기다립니다." 30여 년간 공군으로 근무했다는 그에게는 강인한 군인의 의지 같은 게 있었다. 자신은 가족들의 버팀목인 사람이고 가족들을 보호하는 사람이라는 생각이 강했다. 그래서인지 병실에서나 검사실에서나 흔들림 없는 단정한 모습이었다.

수술 날짜가 잡히고 다시 입원한 그는 폐암 수술을 무사히 마쳤다. 그리고 빠르게 회복해 퇴원을 하게 되었다. 다른 어떤 환자보다 신속하게 모든 과정이 이뤄졌다. 간병을 위해 병실에 있었던 아내는 건강

관리에 너무나 철저했던 남편이라 수술 후에도 자기 관리를 잘할 것이라 믿는다고 했다. 퇴원을 앞둔 그에게 마지막 인터뷰를 했다. "사실 내가 폐암에 걸릴 거란 생각을 전혀 하지 않다가 갑자기 폐암이라고 선고를 받으니까 복잡한 마음이 들었습니다. 낙담도 되고……. 하지만 의학이 발전해 조기에 발견하면 폐암도 이겨낼 수 있다는 생각이 들었습니다." 환자복을 벗고 다시 든든한 가장의 모습을 찾은 그는 자신이 보살펴야 할 가족들이 있는 집으로 돌아갔다.

옆 병실에는 다른 아버지가 입원해 있었다. 자신의 입원 날짜와 하나뿐인 딸의 출산일이 겹쳐 첫 손주의 얼굴도 보지 못한 채 입원을 했다고 했다. 혹여 순산에 방해가 될까 싶어 딸에게는 폐암이나 수술에 대해선 알리지도 않았단다. 수술이 잘 끝나고 나면 그때 알려줄 거라고 말이다. 정형외과 수술을 받기 위해 수술 전 검사를 받다 폐암을 발견하고 수술을 위해 입원을 한 경우였다.

그 역시 조용했다. 오래전 받은 폐 기흉 수술 때문에 흉막 유착이 생겨 있으면 수술이 불가능할 수도 있고, 다시 가슴을 여는 개흉 수술을 할 수도 있다고 의사가 말할 때도 그는 덤덤했다. 간병을 위해 함께 있는 아내가 그동안 몸 관리를 너무 안 했다고, 술을 너무 마셨다고, 담배를 너무 오래 피웠다고 타박하듯 말할 때도 그는 무표정했다. 외려 조금 무뚝뚝해 보이기까지 했다. 그런데 아내가 휴대폰으로 찍어 온 첫 손주를 보여주자 그가 달라졌다. 얼른 완쾌해 손주에게 자전거도 가르치고 축구도 가르치겠다고 했다.

며칠 후 병실 침대 위 그의 작은 식탁에서 수첩 하나를 발견했다. 그 수첩엔 깨알 같은 글씨로 그날그날의 일들이 적혀 있었다.

'서관 122병동 35호실, 엑스레이 촬영; 16시, 이비에스 촬영팀 촬영, 호흡 연습 3000 돌파 - 헛기침 상태 양호, 1시간당 5~6초 반드시 실시할 것, 보조금 잔여액 반납'

그는 가장의 자리로 다시 돌아가기 위해 그동안의 긴 여정을 꼼꼼히 적어왔다. 그제야 수술 날 아내가 했던 인터뷰가 떠올랐다. "제가 의사 선생님께 꼭 살려 달라고 했어요. 꼭 살 거예요. 남편은 효자거든요. 어머니가 지금 요양병원에 계세요. 형제 중에 남편 하나만 남았어요. 어머니에겐 남편이 있어야 해요. 남편도 그걸 알아요. 그래서 잘 견뎌낼 거예요."

그는 다시 돌아가야 했다. 아직 해야 할 일이 많았다. 가장의 자리, 아들의 자리, 남편의 자리 그리고 새롭게 얻게 된 할아버지의 자리까지. 그는 자신을 필요로 하는 그 자리에 다시 돌아가기 위해 최선을 다했고 그 자리로 돌아갔다.

생의 벼랑 끝에서 그들은 자신의 자리를 보게 되었다. 무엇으로도 대체할 수 없는 고유한 자신의 자리를. 물론 사는 동안 때론 벗고 싶은 짐이자 무게였을 테지만, 벼랑 끝에서 바라본 자신의 자리는 삶의 자리였다. 그 자리를 본 사람들은 그간 돌보지 않았던 자신을 돌보기 시작했다. 자신의 어깨에 짊어진 그 무게가 바로 삶의 무게였고 살아야 할 이유란 걸 알게 된 것이다.

part 5.
———

참으로 위대한 직업

척추를 바로 세워주는 5시간의 수술

김진혁 | 정형외과
(전) 인제대학교 상계백병원 척추센터/(현) 한일병원 정형외과

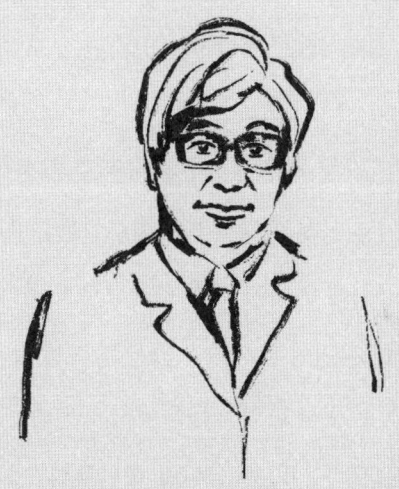

그를 다시 서게 해준 정형외과 의사란 직업이 참으로 위대해 보였다.
5시간이 넘는 시간 동안 서서 수술을 하느라, 다리를 번갈아 가며
구부리고 스트레칭을 하던 김진혁 교수의 뒷모습이 떠올랐다.
정말 고맙다고 허리 숙여 몇 번이고 인사하고 싶었다.

땅바닥을 바라보며 환자가 진료실로 들어왔다. 허리와 목이 굽어 그는 앞쪽을 볼 수 없었다. 좀 더 멀리 보고 싶어, 움직이지 않는 등과 목을 대신해 턱이 조금 앞으로 나와 있었다. 등이 굽었으니 다리도 곧지 못했고 걸음도 느렸다. 30대 초반인 그의 옆에는 키가 크고 목이 긴 어머니가 함께 했다. 병이 아니었다면 그도 어머니를 닮지 않았을까.

그의 병명은 '강직성 척추염'. 이 질환은 주로 척추와 골반의 관절에 염증을 일으키는 만성 염증성 질환이다. 몸의 세균을 죽이는 면역 세포가 척추를 공격해 염증이 지방 조직으로 변하고 점차 뼈가 되면서 굳는다. 정확한 원인이 밝혀지지 않은 강직성 척추염은 점차 염증이 진행되면서 척추가 굳고 활처럼 휘어지게 된다.

의사가 증상을 묻자 그가 망설이다 대답했다. "숨 쉬는 게 힘들어요. 숨도 좀 많이 차고요. 헛구역질도 하고 소화기관이 안 좋아요." 어머니의 눈에 눈물이 그렁그렁했다. 아마 아들이 머뭇거렸던 것은 어머니 때문이었던 것 같다. 어머니의 걱정에 늘 괜찮다고 말했을 착한 아들은 본인보다도 그 말을 듣게 될 어머니가 더 걱정이었던 것이다.

그의 수술을 맡은 의사는 김진혁 교수였다. 우리나라 정형외과의 대부라 불리는 석세일 교수의 제자이자 후배이며, 원칙을 지키는 정형외과 의사로 잘 알려져 있다. 더구나 스승인 석세일 교수는 우리나라 척추 측만증 수술의 선구자다. 선천적·후천적으로 척추가 좌우나 앞뒤로 휘는 환자들의 수술을 최초로 시도하며 연구해 왔다. 김진혁 교수는 스승과 오랜 시간 함께하면서 측만증 수술을 배웠고 좀 더 완벽한 수술을 하기 위해 30년 가까이 연구하고 있는 정형외과 명의다.

"아들의 등을 펼 수 있는 방법이 있겠습니까?" 어머니의 질문에 김 교수는 망설임 없이 답했다. "할 수 있습니다. 여기 2번 목뼈에서 쭉 선을 내리면 보통 여기, 이 천추라는 데에 뒤로 와야 되는데 여기서부터 지금 전방까지 거리가 26센티미터 정도 앞으로 굽어서 이거를 뒤로, 이제 여기 뼈를 깎아서 뒤로 젖히는 그런 수술을 해야 되니까 수술이 옛날보다는 상당히 클 거예요."

가능하다는 말에 어머니는 다시 물었다. "한 번 만에 수술을 다 할 수 있어요?" 눈물이 가득하던 어머니의 눈이 빛났다. 김 교수는 차근히 설명을 시작했다. "강직성 척추염이라는 건 여기 골반의 관절부터 시작해서 이 밑에서부터 위로 올라가면서 모든 관절이 다 한 마디로 굳어버리는 그런 병입니다. 그런 병이 진행되는 과정에서 척추가 휘게 된 거예요. 아드님은 아직 목은 괜찮은데 심한 경우에는 목이 휘게 됩니다. 지금은 전방 주시가 어렵기 때문에 가능하면 경추 2번을 중력 센터에 맞춰서 전방 주시가 가능하게 할 겁니다. 이런 면을 고려하면 요추 2번을 인위적으로 골절시켜서 척추를 바로 뒤로 세워주는 수술을 할 겁니다."

말은 간단했지만 자세히 들어보면 그 방법은 어마어마했다. 어긋나 있는 몸의 중심을 교정하기 위해 척추를 일부러 부러뜨려 척추의 각도를 맞춘다는 거였다. 간단한 수술이 아니었다.

수술일 아침, 환자는 병실을 서성였다. 손을 맞잡아 보기도 하고 몸을 덜덜 떨기도 했다. 어머니 역시 병실 가운데 서 있었다. 사시나무처럼 떠는 아들을 바라보는 어머니의 얼굴이 창백했다. 왜 이렇게 긴장하느냐고 촬영팀이 환자에게 물었다. "두 번째 수술이에요. 14년 전에 한 번 한 적이 있어요."

사실 환자는 20대 초반에 수술을 한 번 받았다. 고향 도시에서였다. 수술 부위는 강직이 시작된 허리 부분이었다. 한 번의 수술로 끝날 줄 알았는데 강직은 계속 진행되어 등을 굳게 만들었다. 점점 등이 굽더니 목도 움직이지 않았다. 반듯이 누워 잘 수가 없어 늘 옆으로 새우잠을 자야 했다. 그래도 재수술은 안 하고 싶었다. 차가운 수술장, 무시무시한 수술 도구들, 마취에서 깨어날 때의 그 죽을 것 같은 고통······. 호흡 곤란만 아니었다면 두 번째 수술을 결심하기 어려웠을 것이다.

척추 수술이란 게 어떤 건지 아는 그는 긴장을 놓지 못했다. 수술일 아침, 대부분의 환자들은 일생에서 가장 길고 고통스러운 시간을 맞는다. 수술을 위해 최종 점검을 하고 가족들에게 인사를 하고 혼자서 수술장으로 들어갈 때까지, 아니 마취에 들 때까지.

혼자서 견디어야 하는 환자만의 그 외로운 시간을 보면서 나는 의사에게 어리석은 질문을 한 적이 있다. "수술장에 들어갈 때까지 꼭 깨어 있어야 하나요? 내시경을 할 때처럼 잠을 자게 할 수 없나요? 저 깊은 두려움을 겪지 않게 마취라도 하면 안 되나요?"

하지만 우리의 몸은 그렇게 간단한 것이 아니다. 수술에서 가장 부담스러운 것은 출혈과 마취 시간이다. 외과 의사들은 어떻게든 이 둘을 적고 짧게 하기 위해 애를 쓴다. 왼손과 오른손을 번갈아 가며 쓸 수 있도록 자신을 연마하는 것도, 의사 둘이 곡예를 하듯 교차로 꿰매는 크로싱 스티치crossing stitch 역시 수술 시간을 줄이기 위한 방법이다. 마취가 길어지면 환자의 몸에 부담이 간다. 깨어나기 어렵다. 그렇기 때문에 수술에 꼭 필요한 시간만큼만 마취에 들도록 해야 하는 것이다. 그 어려운 말은 모르겠다. 내게는 그저 '환자가 홀로 견뎌야만 하는 시간이 반드시 있는 것이다.'라는 말로 들렸다.

환자는 그렇게 혼자 견디며 수술장으로 향했다. 구부린 채 누운 아들이 수술장으로 들어가려는 찰나 두 손을 모은 어머니가 아들에게 맘속의 말을 전했다. "미안하다⋯⋯." 자식을 세상에 낳아준 어머니가 할 수 있는 가장 아픈 말, '미안하다'. 그 말 속에는 아프게 해서 미안하고, 건강하게 태어나게 해주지 못해 미안하고, 대신해 주지 못해서 미안하다는 말이 숨겨져 있다. 대답 대신 아들은 몸을 더 웅크렸다. 그리고 수술장으로 들어갔다.

아들이 수술장으로 들어가자 어머니는 비밀 같은 이야기 하나를 털어놨다. "양복을 두 벌 사두었어요. 등이 펴지면 입히려고요. 등이 굽어서 점퍼만 입고 다녔거든요. 등이 펴지면 키가 좀 커질 거고⋯⋯. 양복 입으면 보기 좋을 것 같아요. 그래서 두 벌을 사두었어요. 지금 너무 떨리고 힘든데 그거 입혀 볼 생각에 참고 있으려고요."

장장 5시간에 걸친 수술, 망치와 드라이버 같은 수술 도구를 든 김 교수는 여러 번 숨을 고르며 수술을 진행했다. 사전에 세워 둔 수술 계획과 실제 몸 상태가 일치하는지, 중추 신경과 신경근 손상 없이 나사못을 박고 있는지 수시로 엑스레이를 찍어가며 확인 또 확인했다. 그는 흉추 10번에서 요추 4번까지 척추 마디마디에 나사못을 박았다. 요추 2번을 삼각형 모양으로 잘라내고 잘라낸 만큼 척추의 중심을 뒤로 젖혔다. 그렇게 해서 몸의 중심선에서 26센티미터나 앞으로 밀려나갔던 환자의 목은 척추의 중심으로 돌아왔다. 척추마다 박아 놓았던 나사못 사이에 긴 쇠막대를 넣어 척추를 고정하고 수술은 끝났다.

그 수술은 실로 조심스러운 수술, 대단한 수술이었다. 하지만 집도의인 김진혁 교수는 기술적으로 어려운 수술은 아니라고 겸손하게 말했다. 의사는 해야 할 일을 했고 당연한 절차를 거쳐 수술을 했겠지만 그 당연한 행동은 한 사람의 인생을 다시 서게 했다.

수술 후 5일이 지나, 촬영팀은 다시 환자를 찾았다. 그날은 그가 다시 일어서는 날이었다. 보조기를 차고 수술 후 처음 일어서 두 발로 걸어보는 날이었다. 한 걸음 뒤에서 아들을 지켜보던 어머니의 얼굴에 웃음이 차올랐다. "됐다, 이제 됐다 싶은 거예요. 자는 모습을 봐도 이제 많이 반듯하거든요. 양복 한번 입히면 참 좋겠다. 그 생각이 또 들었어요. 참 이쁘겠다. 어깨가 떡 벌어진 게 아니라 살짝 다소곳하니 그 모습이 더 이쁘더라고요." 엄마 눈에 됐다니 사실 그거면 전부라는 생각이 들었다. 아들에게 미안해 아픈 눈물을 흘렸던 엄마가

"됐다, 이제 됐다." 그랬으니 뭐가 더 필요할까.

    내레이션 원고를 쓰면서 받아 본 촬영본 말미에 환자의 인터뷰가 있었다. 카메라를 바라보는 그의 얼굴이 이전과 달라 보였다. 눈이 크고 코가 높고 이마가 반듯했다. 어머니가 흐뭇해할 만큼 잘생겼다 싶었다. 그전까지 보이지 않던 그의 색다른 모습이었다. 땅으로 꺾인 등 때문에 앞을 보기 위해 목을 쭉 빼고 눈을 치켜뜨느라 주름졌던 그의 이마가 펴진 것이고 고개를 젖히느라 앞으로 나왔던 턱이 들어가면서 코가 오뚝해 보인 것이다. 인터뷰하는 그의 곁에서 어머니는 아들의 이마에 흩어진 머리를 몇 번이나 쓸어 넘겨주었다. 그가 말했다.

    "이 정도면 참 좋다는 생각도 들고 이제 더 좋아질 것 같은 생각이 드니까 기분이 정말 좋아요. 예전엔 열에 일곱은 땅바닥을 보고 걸었다면, 지금은 열에 일곱은 앞을 보고 걸어요. 기분이 좋아서 오늘 너무 무리해 걸었어요. 이제 더 열심히 살아야죠."

    척추 질환 편을 마치며 그런 생각이 들었다. 몸이 바로 선다는 건 어쩌면 마음이 그리고 인생이 바로 서는 것이 아닐까? 더 열심히 살겠다는 말을 듣는 순간 가슴이 뻐근해지도록 벅차올랐다. 그리고 그를 다시 서게 해준 정형외과 의사란 직업이 참으로 위대해 보였다. 5시간이 넘는 시간 동안 서서 수술을 하느라, 다리를 번갈아 가며 구부리고 스트레칭을 하던 김진혁 교수의 뒷모습이 떠올랐다. 내가 환자의 엄마는 아니지만 정말 고맙다고 허리 숙여 몇 번이고 인사하고 싶었다. 그리고 그가 다시 서게 해준 환자의 인생이 오래오래 빛나기를 빌고 또 빌었다.

삼차 신경통, 가장 지독한 통증을 해결하다

박봉진 | 신경외과
경희의료원

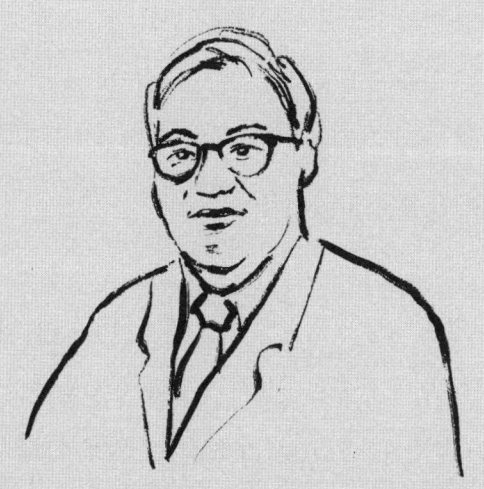

"삼차 신경통은 가장 심각한 통증 중 하나입니다. 다른 치료에 대해서 반응이 없거나 너무 오랫동안 고생을 하신다면 한 번 정도는 용기를 내서 수술을 고려해 보십시오. 도와드리고 싶습니다."

종합병원 복도를 오래 서성이다 보면
누구나 울음의 감별사가 된다
울음마다에는 병아리 깃털 같은 결이 있어서
들썩이는 어깨를 짚어보지 않아도
그것이 병을 마악 알았을 때의 울음인지
죽음을 얼마 앞둔 울음인지
싸늘한 죽음 앞에서의 울음인지 알 수가 있다.
 – 나희덕, 「이 복도에서는」 중

나희덕 시인은 그렇게 울음의 감별사가 되었는데, 나는 〈명의〉를 오래 집필하다 보니 한숨의 감별사가 됐다. 환자들이 훅 내쉬는 한숨에는 서로 다른 무게가 있었다. 가족들이 눈치챌까 몰래 내뱉는 조심스런 한숨, 검사 결과를 기다리는 걱정의 한숨, 수술장으로 향하는 두려움의 한숨, 통증을 참아내는 한숨. 그중 통증의 무게가 가장 큰 한숨은 삼차 신경통이었다.

"하아아……" 긴 한숨을 토해 내며 눈을 질끈 감는 환자는 20년 넘게 삼차 신경통으로 고생하는 70대 중반의 '영자' 씨. 번개처럼 지나가는 통증이 잦아들자, 눈물을 닦으며 그녀는 말했다. "통증이 올 때는 죽은 아버지가 와도 말 못 할 정도야. 근데 이게 지나가면 또 감쪽같아. 거짓말처럼."

또 다른 환자는 "으으으……" 하며 이를 악물었다. 70대 초반의 '행자' 씨는 턱에 찾아온 극심한 통증으로 치과를 다니며 치아를 두 개나 뺐다. 하지만 통증은 나아지지 않았다. 신경외과 박봉진 교수를 만나고 나서야 통증의 원인이 치아가 아니라 얼굴을 지나가는 삼차 신경 때문이라는 것을 알았다.

그래서 삼차 신경통은 진단만 잘 받아도 절반은 성공이라는 말이 있다. 그만큼 진단이 어렵다. 삼차 신경은 다섯 번째 뇌신경을 말한다. 그런데 왜 '삼차 신경'이라고 하는 걸까? 뇌신경은 뇌에서 나와 얼굴, 눈, 귀, 내장 등을 조절하는 12쌍의 신경인데 그중 5번인 '삼차 신경'은 얼굴 감각을 느끼고, 턱을 움직여 음식을 씹게 해주는 가장 크고 중요한 신경이다. 이 신경은 눈 주변, 윗니와 광대뼈 주변 그리고 아랫니와 턱 등 세 가지로 뻗어 가기 때문에 '삼차 신경'이라고 한다.

삼차 신경통의 특징은 가만히 있을 때 증상이 나타나지 않는다는 것이다. 신경이 자극을 받으면 통증이 발생하는데 그 자극이라는 것이 너무 예민하다는 것이 문제다. 즉 양치질을 하거나 말하고 식사를 할 때, 화장을 하거나 뺨에 바람이 스칠 때 통증이 찾아온다. 통증도 그냥 통증이 아니다. 신경이 뻗어 있는 부위를 따라 얼굴이 불에 타는 듯한 작열통, 전기에 감전되거나 바늘로 찔린 듯한 격렬한 통증이 발작적으로 찾아왔다가 사라지기를 반복하는 특징이 있다. 그래서 신경통은 거짓말 같다고 한다. 너무 감쪽같이 통증이 왔다가 가니 타인은 그 고통의 깊이를 알 수가 없다. 아프다는 말을 해도 소용없다. 그래서 우울증이 동반되는 경우도 많다.

〈명의〉의 주인공으로 박봉진 교수를 찾은 것은 우리나라에서 가장 많이 삼차 신경통의 '미세 혈관 감압술 Microvascular Decompression, MVD'을 시행했기 때문이다. '미세 혈관 감압술'이란 삼차 신경을 강하게 압박하고 있는 혈관을 신경과 분리한 뒤, 혈관 사이에 의료용 솜인 테프론을 넣어 혈관이 신경을 누르지 못하도록 압력을 낮추는 수술이다. 두개골 일부를 여는 뇌수술이다 보니, 가장 마지막에 선택하는 치료라 할 수 있다. 약물 치료에 반응이 없거나, 부작용으로 인해 지속할 수 없을 때, 극심한 통증으로 인해 일상이 어려울 때 그리고 알코올,

고주파 및 감마나이프 치료 후에도 치료 효과가 없을 때 수술을 고려하게 된다.

앞서 언급한 영자 씨와 행자 씨, 두 사람 모두 약물 치료와 알코올 치료를 수차례 했지만 효과는 길지 않았다. 인터뷰를 하는 중간에도 수차례 통증이 오갔다. 그 고통스러운 모습을 보니 카메라를 들고 따라다니는 것이 죄송스러웠다. 그들에게 방송은 사치인 것 같았다. 박봉진 교수는 서둘러 수술 일정을 잡았다. 사실 그에게도 삼차 신경통 환자는 특별하다. "제 할머니도 삼차 신경통으로 매우 고생을 하셨습니다. 식사하실 때마다 고통스러워하는 모습을 봤기 때문에 잘 알죠." 그래서 신경외과의 다른 수술, 즉 종양이나 뇌기저부 수술 등으로 일정이 차 있어도 삼차 신경통 환자의 수술은 빨리 '해드리려' 노력한다는 것이었다.

영자 씨와 행자 씨의 소원인 수술이 진행되었다. 수술은 무사히 끝났고 하루, 이틀이 지나자 표정이 달라졌다. 씹거나 입을 벌리기조차 어려워 미숫가루나 두유로 겨우 영양 보충을 하던 두 사람은 '씩씩하게' 밥을 먹었다. 감쪽같이 좋아진 모습을 보니 정말 거짓말 같았다. 무엇보다 벼락 치는 듯한 통증에서 해방되고 나니 본래 두 사람의 얼굴이 보였다. 통증 때문에 일그러지고 짜증이 가득했던 얼굴은 본래의 얼굴이 아니었다. 미소 가득한 엄마의 다정한 얼굴이 진짜였다.

본래의 얼굴을 찾은 환자들은 퇴원을 하며 박봉진 교수에게 허리 숙여 인사를 했다. 통증의 원인을 찾아준 것도 통증을 사라지게 해준 것도 '우리 교수님'이라며 엄지를 치켜들었다. 하지만 그는 그저 자신이 해야 할 일 을 했을 뿐이라며 손사래를 쳤다.

훗날, 인터뷰 끝에 꼭 하고 싶은 말이 있느냐 묻자 그는 이렇게 말했다. "삼차 신경통은 가장 심각한 통증 중 하나입니다. 다양한 치료법을 시도하시되 다른 치료에 대해서 반응이 없거나 너무 오랫동안 고생을 하신다면 한 번 정도는 용기를 내서 수술을 고려해 보십시오. 도와드리고 싶습니다." 내가 무엇을 해결하겠다가 아니고 도와주겠다는 말은 오래도록 울림으로 남았다.

타인의 고통을 알고 그 고통에서 해방시켜 주는 것, 그것은 사랑이라고 나는 배웠다. 그러니 환자들의 한숨, 그 무거운 숨을 헤아리는 사람은 진짜 의사일 것이다.

흉벽 기형 수술, 그 표준을 만드는 의사

박형주 | 흉부외과
(전) 서울성모병원/(현) 미국 클리블랜드 클리닉

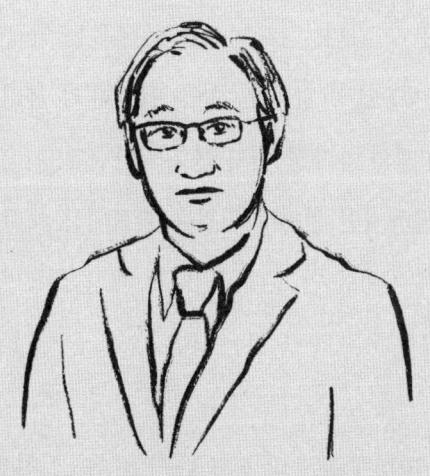

그는 흉벽 기형 수술에서 가장 문제가 되었던 심장이나 폐의 손상을
획기적으로 줄이기 위해 오목가슴용 흉강경과 크레인 기법을
개발하였다. 그 수술은 그의 이름을 따 'Park's Technique
(박형주 수술법)'이라 불리고 있으며, 세계적인 표준 수술법이 되었다.

선천적 기형의 대부분은 확률에 의해 발생하므로, 부모가 잘못했거나 무언가를 하지 않아 생긴 것이 아니다. 실제로 신생아 중 약 3~5%는 선천적 기형, 즉 정상 구조에서 벗어난 신체를 가지고 태어난다. 인종에 따라, 남녀의 성에 따라 다르지만 대략 인구 몇 명당 발생하는지 말할 수 있다. 담도폐쇄증의 경우는 약 1만 명에서 1만 2,000명당 한 명꼴로 발생하고, 흔히 '언청이'라 불리는 구개구순열은 약 700~750명의 아기 중 한 명꼴로 나타난다.

다시 한번 말하지만 선천적 기형은 확률의 문제다. 인구 몇 명당 한 명은 반드시 기형을 안고 태어난다는 것. 즉, 내가 아니라면 다른 누군가가 그 고통을 겪고 있다는 얘기다.

흉부외과의 박형주 교수의 진료 대기실에는 선천성 흉벽 기형 환자가 많다. 주로 남자아이나 청소년이 많은데 이는 남성에게서 발생할 확률이 더 높기 때문이다. 조사된 바에 따르면 여자보다 남자에게서 3~4배 정도 더 많이 발생한다.

흉벽이란 가슴에 손을 얹을 때 만져지는 평평한 가슴뼈와 좌우

12쌍의 늑골과 연골로 이루어진 벽과 같은 구조로, 심장, 폐, 주요 혈관 같은 중요 장기를 보호하고, 호흡 운동에도 중요한 역할을 한다. 흉벽 기형이란 흉곽이 선천적 또는 후천적으로 비정상적인 모양이나 위치로 형성된 상태를 말하는데 그중 오목가슴의 비율이 가장 높다. 수술적 치료로는 1998년 발표된 '너스 수술Nuss procedure'이 가장 많이 사용되는데, 흉곽 안에 막대를 넣어 교정하는 방식이다.

2019년 박형주 교수를 찾은 것은 20년 넘게 오로지 '흉벽 기형' 수술에만 전념해 온 의사로서, 많은 임상 경험을 통해 실력을 인정받은 세계적인 권위자이기 때문이었다. 미국을 포함한 세계 각국에서 그의 수술을 보기 위해 한국을 방문했고, 또 새로운 수술법을 공유해야 할 때 '라이브 서저리Live Surgery'라는 방식으로 그의 수술장을 생중계하기도 했다. 그는 흉벽 기형 수술에서 가장 문제가 되었던 심장이나 폐의 손상을 획기적으로 줄이기 위해 오목가슴용 흉강경과 크레인 기법을 개발하였다. 그 수술은 그의 이름을 따 'Park's Technique(박형주 수술법)'이라 불리고 있으며, 세계적인 표준 수술법이 되었다.

만 네 살의 지윤이와 부모가 함께 상담차 박형주 교수를 찾았다. 첫아이가 흉벽 기형을 가졌다는 것이 미안하고도 믿기지 않는 일이었기에 부부는 애써 '차차 나아질 거야.'라고 스스로 위로하며 지냈다. 하지만 아이가 한 살 한 살 나이를 먹어감에 따라 조금 들어간 것 같았던 가슴에 점점 더 골이 깊게 파이는 것을 느꼈다. 엄마는 크게 문제가 되지 않으면 애를 아프게 하지 말자는 쪽이었고, 아빠는 치료법이 있는데 하지 않을 이유가 없다는 생각이었다.

그래서 수술이 정말 필요한지 알아보기 위해 정밀 검사를 시작했다. 엑스레이, CT 등을 촬영했다. 결과가 나오는 날, 두 사람은 "수술이 필요합니까?" 하고 먼저 물었다. 박형주 교수는 답 대신 엑스레이와 CT 결과를 보여주었다. 정상적인 흉곽의 위치와 지윤이의 흉곽 위치를 비교해 보니 이미 오목하게 들어간 흉벽이 폐와 심장을 누르고 있었다. 미용을 위한 것이 아니라 건강을 위해 수술이 필요하다는 것이 박 교수의 의견이었다. 하지만 지윤이의 엄마 아빠는 아직 마음의 결정을 하지 못하고 돌아갔다.

아이를 안고 돌아가는 부부의 발걸음이 무거워 보였다. 나라면 어떻게 할까? 쉽게 결정을 내릴 수 있는 상황이 아니다. 어떤 수술이든 부작용과 합병증이 있다. 실패의 확률이라는 것도 무시할 수 없다. 이미 선천성 기형이라는 확률에서 쓴맛을 보았기에 가능하다면 성공 100%의 치료를 하고 싶은 것이 부모의 마음일 것이다. 아이의 수술을 앞두고 '만일 실패하면……'이란 상상은 용납될 수 없다. 나 역시 엄마로서 그런 마음을 알기에 지윤이뿐 아니라 같은 문제를 가진 부모들에게 도움을 주고 싶었다. 그래서 수술에 성공하지 못한 환자 케이스도 있는지, 만일 있다면 대안은 무엇일지 찾아보았다. 박형주 교수는 치료 과정 중에 있는 환자를 소개해 주었다.

대학 입시를 막 마친 형과 세 살 터울의 동생으로, 형제는 모두 오목가슴이었다. 그중 동생은 6개월 전 박형주 교수에게 수술을 받아 가슴에 교정 막대를 넣고 있었다. 형은 10여 년 전 다른 병원에서 수술을 했는데 다시 함몰돼 흉벽이 눌린 채로 지냈다. 수술과 교정 기간 동안의 고통이 컸기에 실망도 컸다. 그러다 박형주 교수에게 수술을 받은 동생을 보면서 재수술을 생각하게 됐다. 먼저 동생의 변화에서 희망을 얻었다. 동생은 가슴의 모양이 펴지자 운동량도 늘고 성격도 활발해졌다. 그다음은 박형주 교수의 정성이었다. 첫 수술이 왜 실패했는지 설명하고 정확한 대안을 제시했다. 실패를 성공으로 바꿀 수 있는 방법을 설명한 것이다. 또한 형과 부모에게 여러 가지 임상 사례를 보여주며 안심할 수 있도록 했다.

형은 수술을 결심했고 무사히 수술을 마쳤다. 당시 대입 수험생이던 형은 의대를 지원해 의사가 되겠다고 했다. 많이 아파봤기에 누구보다 환자의 마음을 잘 헤아릴 수 있는 의사가 될 수 있을 것 같다는 말과 함께.

오목가슴 수술을 받은 지 21개월 차가 되는 여섯 살 민제가 입원을 했다. 민제는 첫날 만났던 지윤이와 같은 나이인 만 네 살 때 수술을 했고 가슴에 두 개의 교정 막대를 넣은 상태였다. 오목가슴 수술에서 가장 큰 역할을 하는 것은 교정 막대다. 하나나 둘 이상의 쇠막대가 흉골을 받치면서 움푹 들어간 오목가슴을 교정해 주기 때문이다.

민제는 이제 교정이 끝나 그 막대를 제거하기 위해 입원을 했다. 만 여섯 살의 남자아이가 어떤지 나는 잘 안다. 일 분도 가만히 있기 어려운 나이다. 그런데 민제는 참 의젓했다. 아마도 치료의 과정을 겪으며 몸을 조심해야 했고 엄마의 주의에 귀를 기울여야 했기에 일찍 어른스러워진 것은 아닐까 생각됐다. 수술을 앞두고 민제는 기분이 좋다고 했다. "이제 이번 수술만 끝나면 다시는 수술을 안 해도 되니까요." 그 말이 끝나자 곁에 있던 엄마의 눈에서 눈물이 떨어졌다.

다음 날 민제의 수술이 진행됐다. 수술 부위는 겨드랑이 양쪽인데 아주 작았다. 작은 절개창으로 2년 전 넣었던 교정 막대를 조심스레 꺼냈다. 교정은 성공적이었다. 보기에도 흐뭇할 만큼 넓고 반듯한 가슴이었다. 그 넓은 가슴으로 세상을 품으며 살아가기를 빌어주었다.

촬영이 끝나갈 무렵 지윤이와 부모가 다시 병원을 찾았다. 수술을 할까 말까 고민하는 한 달 동안 아빠와 엄마는 환우 카페에서 경험자들의 이야기를 들었다. 그리고 수술을 하기로 결정했다. 수술은 무사히 끝났다. 그때로부터 벌써 6년이 지난 지금, 지윤이는 교정 막대도 빼고 가슴을 펴고 신나게 달리고 있을 것이다.

지윤이의 사례를 보며, 흉벽 기형 환자의 가장 큰 고민은 '꼭 수술을 해야 하나?'라는 걸 알았다. 그래서 박형주 교수에게 한 번 더 물었다. 그는 '아니다'라고 했다. 모든 오목가슴 환자가 다 수술을 받을 필요는 없다는 거다. 하지만 환자에 따라서 꼭 필요한 경우가 있으니 수술을 결정할 때는 환자의 이야기를 충분히 경청하고 서로 사심 없는 토의를 통해서 가장 합리적인 방법을 찾아야 한다고 했다.

그는 지난 25년간 그렇게 환자들을 치료했으며, 오목가슴, 새가슴 및 복합 기형 환자 약 7,000례를 수술하였고, 지금까지도 연간 300례 정도로 세계 최다 수술 건수를 유지하고 있다. 지금은 오랫동안 몸담았던 대학병원에서 퇴임한 후 미국의 클리블랜드 클리닉에서 근무하고 있다. 세계 최고의 흉벽 수술 센터를 만들기 위해 드림팀을 구성 중이라 했다. 더 많은 환자가 가슴을 활짝 펼 수 있도록, 그는 더 큰 꿈을 꾸는가 보다.

작가 노트

무엇을 먹으면 건강해질까?

어느 해인가 개똥쑥이 절멸의 위기를 맞았다. 그 전에는 토종 민들레였다. 들판에 지천이던 민들레는 피어나기도 전에 무섭게 거둬졌다. 그다음은 여주였던가? 모두 당뇨에 좋다는 이유에서였다. 지금도 몇 년을 주기로 새로운 약초나 버섯, 풀이나 나무가 건강 보조제로 유행을 한다. 즙으로도 먹고 달여서도 먹고 환으로도 만들어 먹는다. 당뇨에 좋다니까, 천연 재료니까 약보다는 낫지 않겠느냐며. 그렇다면 혈당 수치를 줄여준다는 이런 '민간 처방'이 과연 건강에 도움이 될까?

2024년 기준 전 세계에서 당뇨병을 앓고 있는 성인(20~79세)은 약 589만 명으로, 이는 전체 성인 인구의 약 11.1%에 달한다. 한국에서도 당뇨 인구는 급속도로 증가하고 있다. 질병관리청의 2022년 국민건강영양조사에 따르면 국내 당뇨병 유병률은 11.7%로 한국인 9명 중 1명은 당뇨병 환자일 정도로 흔하다. 대부분은 성인이 되어 당뇨병이 생긴 2형 당뇨다. 인슐린이 거의 분비되지 않아 발병하는 제1형 당뇨병과 달리 제2형 당뇨병은 인슐린 저항성이 커져 비정상적인 혈당 수치를 보이는 질환이다. 췌장에서 인슐린은 분비되지만 저항성이 생겨 제 역할을 하지 못하는 2형 당뇨의 원인은 과잉 칼로리 섭취와 비만, 운동 부족이나 만성 염증, 호르몬의 불균형 그리고 스트레스와 가족력 등이다.

그러니 정확히 말하면 무엇을 먹어서 혈당 수치를 낮추는 것은 본질적인 문제 해결 방법이 될 수 없다. 운동과 체중 조절을 통해 인슐린 저항성을 개선하지 않고 단순히 혈당 수치만을 낮추는 것은 위험 요소가 여전히 존재한다는 의미다. 당뇨약을 처방해 주면서 의사들이 매번 잔소리처럼 "운동을 하세요.", "체중을 조절하세요.", "탄수화물이나 지방 섭취를 줄이세요."라고 말하는 것은 다른 할 말이 없어서가 아니다. 이렇게 하지 않으면 당뇨병은 본질적으로 치료되지 않기 때문이다.

약이 아닌 무언가를 먹어 병을 고치려고 하는 이유는 또 있다. 세상엔 고칠 수 없는 병이 많기 때문이다. 이토록 의학이 발달했건만 여전히 감기는 불치의 병이며 암 또한 관리하며 살아가야 한다고들 한다. 예전엔 성인병이라 부르던 생활 습관병인 고혈압, 당뇨병도 평생 달래며 함께 살아야 한다. 그뿐 아니다. 무릎, 어깨, 손가락, 발가락 등 퇴행성 관절염 역시 고치는 게 아니라 더 나빠지지 않게 하는 것이 최선의 치료다. 손가락 관절염을 얻게 된 나 역시 6개월마다 꼬박꼬박 병원에 간다. 하지만 의사가 해줄 수 있는 것은 손을 한 번 어루만져 주는 것과 소염 진통제 처방뿐이다.

이럴 때 마음은 약해진다. 병원에 기대지 않고 뭔가 방법이 있진 않을까? 병은 소문을 내라 했던가? '관절염이 왔다, 아프다.' 하고 소문을 내니 여기저기서 묘책들이 등장한다. 주로 먹는 것이다. 닭발을 먹어라, 생선 콜라겐을 먹어라, 무슨 즙을 먹어라, 재생 주사를 맞아라……. 하지만 나는 안다. 무엇을 먹는다 하여 이미 닳아진 관절 연골이 다시 생기지 않는다는 것을. 수도 없이 〈명의〉 내레이션에 썼던 말이고 또 알렸던 말이다. 다행히 연골을 위해 먹는 닭발이나 달팽이 즙 같은 먹거리는 건강을 크게 해치진 않는다. 위약 효과가 있다면 그것만으로도 충분할 수 있다. 하지만 어떤 건강식은 위협이 되기도 한다.

아찔한 상황을 접한 것은 간염이나 간경변 등 간 질환을 치료하는 소화기내과에서였다. 알코올성 간 질환처럼 지속적인 과음으로 인해 간경변이 발생했거나 간암이 발생해도 수술이 아니라면, 소화기내과에서 치료를 받게 된다. '알코올성 간 질환' 편을 촬영하면서 여러 환자를 만났다. 대부분 알코올 때문에 간경변이나 간암이 발생해 생명을 위협받는 환자가 많았다. 약물 치료를 하면서 조심조심 지내다가도 상태가 악화되면 급성 간부전으로 응급실을 찾기도 한다. 이들은 입원 후 간을 해독하고 황달 수치를 잡아 생명의 위협을 제거한 후 퇴원을 하게 된다.

군 복무를 했던 3년을 제외하고, 매일 소주 두세 병을 마셨다는 환자는 알코올성 간경변이었다. 황달이 생겨 병원에 입원했다가 집으로 돌아가면서 그는 의사에게 물었다. "교수님, 뭘 먹으면 간이 좋아집니까?" 그런데 C형 간염으로 급성 간부전이 발생해 입원을 했다가 해독을 하고 퇴원을 하는 환자도 같은 질문을 했다.

대부분 환자들의 공통적인 질문은 '무엇을 먹으면 좋으냐?'는 것이다. 간 질환 환자뿐만 아니다. 위염이나 대장염, 폐암이나 고혈압, 당뇨병 환자들도 이 질문을 빼놓지 않는다. 회진이나 진료를 마치며 의사가 "궁금하신 거 있나요?"라고 물으면 망설이다 묻는다. "뭘 먹으면 좋을까요?" 묻는 이는 다양하지만 실은 어느 진료과든 의사의 답은 하나다.

"규칙적인 시간에 식사를 골고루 잘 드십시오. 무엇을 먹어서 좋게 하려고 하지 말고 하지 말라고 한 것을 하지 마세요. 예를 들어 알코올성 간경변이다 그러면 금주를 하세요. 술을 마신 후 간에 좋은 것을 먹으려 하지 말고. 당뇨다 그러면 혈압을 관리하고 운동을 하고 당이 높은 음식을 삼가세요. 무엇을 먹어서 당 수치를 내리려 하지 마세요."

그러니까 이런 거다. '**무엇을 먹어서 몸을 좋게 하려고 하지 말라. 하지 말라고 한 것을 하지 말라.**' 이 간단한 것을 두고 우리는 또 찾는다. 무엇을 먹으면 건강해질까? 무엇을 먹어야 건강할 때로 돌아갈 수 있을까? 그런 건 없다. 야속하고 야박해도 이것은 진리다.

part 6.

이런 의사를 만나고 싶다

우리가 만나고 싶은 의사는……

김근수 | 신경외과
강남세브란스병원

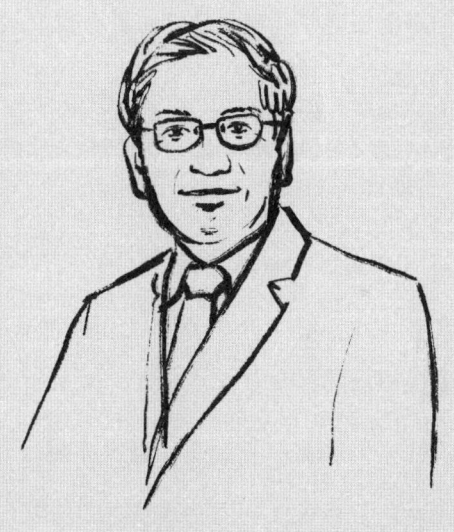

그의 진료는 언제나 깊은 책임과 무게가 있었다. 철저한 검사와 결과
예측 그리고 집도의로서의 고민은 그의 몫이었다. 더도 덜도 없었다.
그러니 환자는 그의 말을 따르면 되는 거였다.

진단만 제대로 받아도 치료의 절반은 성공이라고 한다. 무슨 병인지, 왜 아픈 건지를 알아야 치료를 할 것이 아닌가. 그런데 그게 쉽지가 않다. 눈에 보이지 않는 증상일 때는 더욱 그렇다. 분명 나만이 느끼는 통증이 있고 그로 인해 괴로운데도 불구하고 병명을 알지 못할 때가 있다. 정형외과를 가면 신경외과를 가보라고 하고, 신경외과를 가면 마취통증의학과로 보낸다. MRI도 찍고 초음파도 해보고 혈액 검사도 하고 류머티즘 검사까지 했지만 딱히 '이거다!'라는 진단이 나오지 않는다.

몇 년 동안 내과와 외과를 두루 다니다가 신경외과의 김근수 교수를 찾은 이명수 환자가 그랬다. 등과 어깨 그리고 견갑골이라 불리는 날개뼈 사이의 통증 때문에 똑바로 누워서는 잠을 자지 못했고 결리고 저리고 감각마저 얼얼해졌다. 통증을 없애기 위해 마사지는 물론이고 나무를 뾰족하게 깎아 그 위에 누워보기도 했다. 그래서 김근수 교수의 진료실을 찾았을 땐 이미 견갑골 여기저기 통점에 굳은살이 생길 만큼 고생을 많이 한 상태였다.

환자의 증상과 병력을 다 듣고 난 후 김근수 교수는 MRI 검사와 근전도 검사를 시행했다. 검사 결과, 문제는 경추 4, 5, 6, 7번의 '신경'에 있었다. 어깨와 등으로 가는 가지 신경이 눌린 '신경공(神經空) 협착증'이었다. 증거는 또 있었다. 근전도 검사에서도 등과 어깨로 가는 신경에 손상이 많은 걸로 나타났다. 경추에 협착이 심한 데다가 마디마디에 뼈가 웃자라 신경을 누르고 있기 때문에 수술을 통해 좁아진 신경공을 넓혀 눌린 신경을 풀어줘야만 증상이 호전될 수 있다는 것이었다.

왜 그토록 많은 병원과 여러 진료과를 다녔지만 정확한 진단을 제대로 못했던 걸까? 처음부터 모든 증상이 나타난 게 아니었기 때문이었다. 먼저 등이 결렸고 굳은 듯이 아팠다. 잠을 잘 못 잤나 싶었고 통증도 깊지 않았다. 이런저런 약도 먹어보고 운동도 하면 견딜 만하게 아팠다가 심해졌다를 반복했다. 그러면서 차츰 나빠져 3년이 흐른 지금은 수술을 받지 않으면 안 될 만큼 상태가 나빠졌다.

김근수 교수는 분명하게 환자의 상태와 수술이 필요한 이유를 설명했다. 하지만 환자는 의심이 많았다. 그동안 여러 병원을 전전하며 고생을 많이 한 데다, 경추 3개를 고정하는 유합술을 해야 한다니 겁이 나기 때문이었다. 환자는 인공 디스크를 넣을 순 없는지, 비수술 치료를 할 순 없는지, 재발이나 후유증은 무엇인지 묻고 또 물었다.

환자는 수술을 망설이고 있다. 의사도 그것을 안다. 그럼에도 수술을 권하는 이유는 분명하다고 김근수 교수는 말했다. 먼저 MRI에서 신경공의 80~90%가 막힌 것이 확인됐다. 물론 '근막 통증 증후군'일 확률도 있지만 어깨 양쪽에 다 통증이 나타나는 걸로 보아 신경이 문제일 확률이 더 높다. 그래서 근전도를 촬영해 보았다. 목에서 나온 신경이 분포하는 근육들을 검사한 결과, 좁아진 신경 구멍에서 유발된 통증이라고 확인되었다. '신경공 협착증'이 분명했다. 오랜 임상 경험상, 이런 경우에는 "수술이 답이다."라고 김근수 교수는 권위와 책임을 담아 분명하게 말했다.

"경추 7개 중 3개를 붙이는 수술은 정말 신중히 해야 합니다. 수술 이후의 결과가 의사 자신이 생각해도 만족스러울 거라는 확신이 있어야 할 수 있는 수술입니다." 그러면서 이런 말을 덧붙였다. "이런 수술을 받은 환자 열 명 중 한 명이라도 결과가 만족스럽지 못하면 얼마나 괴롭겠습니까?" 만에 하나, 환자가 만족하지 못할 수도 있지만 수술을 결정할 때만큼은 결과에 대한 100%의 확신이 있어야 수술을 권할 수 있다는 것이었다.

하지만 결국 환자는 수술 결정을 미뤘다. 다음에 다시 오겠다는 환자에게 김근수 교수는 말했다. "환자의 경우엔 인공 디스크 수술을 하면 안 됩니다. 그것만은 명심하세요. 그리고 제가 수술을 맡게 되면 최선을 다해 잘하겠습니다."

김근수 교수는 신경외과 전문의다. 경추 질환과 척추 수술 분야에서 국내 최고 수준의 경험과 연구를 쌓아온 척추 분야 권위자다. 그뿐 아니다. 국제요척추학회와 대한신경외과학회에서 최우수 논문상 등을 수상하며 학문적 업적도 널리 인정받았다. 그를 찾는 환자들은 주로 척추 뼈 안쪽을 따라 내려오는 인대가 뼈처럼 딱딱하게 굳는 '후종 인대 골화증' 같은 '경추 척수증' 환자가 많다. 중추 신경인 척수에 문제가 생긴 이들이다.

중추 신경이란 무엇인가? 뇌에서 명령하는 대로 팔다리를 움직이고 감각을 느끼도록 하는, 즉 뇌와 몸을 연결하는 신경 다발을 말한다. 척수는 경추에서 흉추, 요추로 이어지는 척추 안에 있는데 그가 맡은 분야가 바로 경추 부분의 '척수'다. 하는 일도 중요하지만 한번 손상되면 재생이 잘 되지 않아 하반신 마비 같은 심각한 문제를 일으킨다. 그만큼 '권위 있는' 의사의 섬세한 손길이 필요한 분야이다.

병원에 가서 치료법을 선택해야 할 때가 있다. 동네 병원을 거쳐 3차 병원까지 찾아갔는데도 불구하고 막상 중요한 선택의 순간이 오면 환자나 보호자에게 치료법을 고르라고 한다. 비수술과 수술, 약물과 물리 치료, 라식과 라섹, 인공 관절과 관절 내시경 수술 등이 그렇다. 언뜻 보면 꽤 민주적이고 환자를 배려하는 것 같지만 꼭 그렇진 않다. 물론 과잉 진료나 일방적인 진료를 하지 않고 환자나 보호자를 존중해 주는 것은 좋지만, 이럴 땐 권위 있는 전문가에게 기대고 싶은 것이 솔직한 심정이다. '의사인 당신에게 나의 치료를 맡기니 당신의 전문 지식과 경험을 바탕으로 최선을 결정을 내려달라!' 우리가 바라는 것은 이것이다.

〈명의〉를 통해 김근수 교수를 두 번 만났다. 한 번은 막 병원장의 임기를 끝내고 임상 의사로 돌아왔을 때였고, 두 번째는 그 후로 2년이 지나서였다. 처음엔 경추에 대한 전반적인 내용을, 두 번째엔 그의 전문 분야인 '경추 척수증'을 주로 다루었다.

그의 진료는 언제나 깊은 책임과 무게가 있었다. 철저한 검사와 결과 예측 그리고 집도의로서의 고민은 그의 몫이었다. 더도 덜도 없었다. 그러니 환자는 그의 말을 따르면 되는 거였다. 수술 후의 주의 사항, 재활 치료의 방법, 장애를 예방하는 법 등 그는 다양한 솔루션을 가지고 있었다.

환우회 카페나 포털 사이트에서 그의 이름을 검색해 보면 가끔 '츤

데레'라는 사연을 본다. "쌀쌀맞다고 들었는데 설명을 잘해 주시더라, 평소엔 말씀이 없는 편인데 수술 전에 걱정 말라고 하시더라, 딱 필요한 말만 하는 'T' 스타일이다, 따뜻하고 친절했으며 감사하다."

맞다. 환자에게 필요한 의사는 권위적인 의사가 아니다. 권위 있는 의사다. 가끔 지인들 중 '경추나 척수증' 문제로 명의를 추천해 달라고 하면 나는 그를 추천한다. 그리고 이런 말을 꼭 덧붙인다. "만약에 김근수 교수님이 수술을 하자면 하세요!" 의사의 권위는 실력이고 인격이기 때문이다.

생사의 갈림길을 지키는 사람

박승정 & 박덕우 | 심장내과
서울아산병원

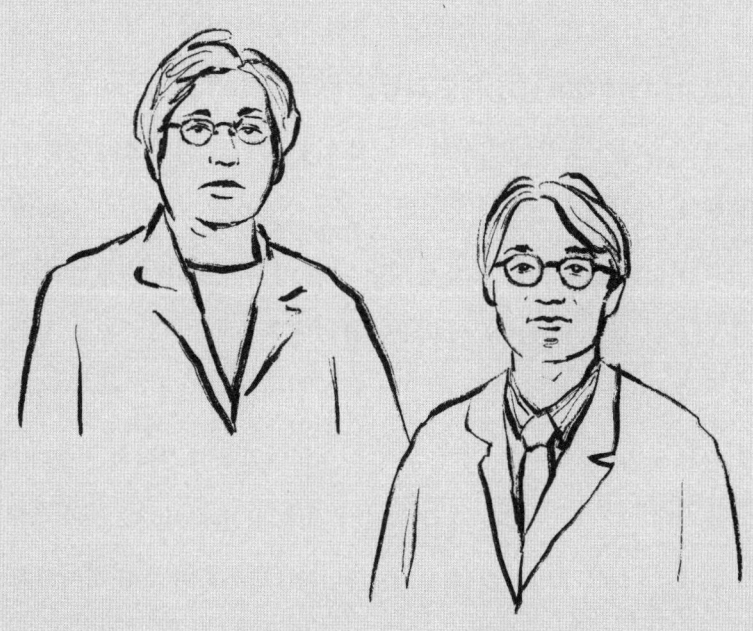

심장은 마치 사람들이 태어날 때 각자의 스위치를 가지고 온 것처럼,
개별적으로 또 예고 없이 수명을 다한다. 실제로 한국인의 사망 원인을
찾아보면 '암' 전체가 1위이고 그다음은 '심장 질환'이다.
단일 질환으로는 심장 때문에 가장 많이 사망한다는 의미다.

설날이 지난 2월 말이나 3월이 다 되어 간혹 많은 눈이 내린다. 봄날에 오는 그해 마지막 눈이라 하여 종설이라고도 한다. 그런 눈이 탐스럽게 내린 날, 집 앞에 쌓인 눈을 쓸던 이웃 한 분이 쓰러졌다. 불과 20분 전, 나와 경쾌한 인사를 나눴는데……. 달려나가 119에 전화를 하고 구급대가 도착하기 전까지 앞집 이웃과 함께 심폐 소생술을 시작했다. 그는 조선업으로 유명한 도시에서 국어를 가르치다 은퇴하고 경기도인 우리 마을에 집을 지어 나와 이웃이 됐다. 이사 날에 짐을 나르던 그의 제자들은 이후에도 봄이면 작은 마당에 나무를 심고 스승의 날이면 한바탕 찾아와 그의 집에 활기를 넣어주곤 했다. 그런 모습을 보며 그가 얼마나 좋은 국어 선생님이었을지 짐작하곤 했다.

그런데 그가 쓰러졌다. 새집을 지어 겨우 두 번째 맞은 겨울. 그가 심은 목련이 아직 첫 꽃을 피우기도 전이었다. 쓰러진 그를 허망하게 놓치지 않기 위해 이웃들과 함께 정신없이 심폐 소생술을 했다. 구급대가 도착하기까지 이십여 분의 시간이 어떻게 흘렀는지 모르겠다. 앰뷸런스가 도착하고 그는 병원으로 빠르게 이송됐다. 황급히 그가 실려 가고 난 자리엔 그의 자줏빛 털모자가 툭 남겨져 있었다. 너무

급작스런 일이라 마치 몸과 함께 떠나지 못한 그의 일부가 거기 남아 있는 것만 같았다.

많은 이웃과 가족의 간절한 기도에도 불구하고 그는 단 이틀을 더 머물렀을 뿐, 결국 세상을 떠나고 말았다. 사인은 급성 심근경색이었다. 쓰러지고 난 뒤 검사를 해보니 심혈관이 대부분 막혀 있더라는 것이다. 장례식장에서 마주한 그의 영정 사진을 보니 그날의 밝고 명랑했던 아침 인사가 귀에 들리는 듯했다. "양 작가, 눈이야! 내려와서 봐!" 2층 창문에 선 내게 아이처럼 들뜬 목소리로 인사하는 그에게 나는 손을 흔들며 말했었다. "선생님, 모자를 쓰세요. 위험하니까 꼭 모자 쓰셔야 해요." 그렇게 나는 그의 뇌경색이 걱정돼 모자를 챙겼다. 하지만 그를 데려간 것은 뇌가 아니라 심장이었다.

심장은 마치 사람들이 태어날 때 각자의 스위치를 가지고 온 것처럼, 개별적으로 또 예고 없이 수명을 다한다. 실제로 한국인의 사망 원인을 찾아보면 '암' 전체가 1위이고 그다음은 '심장 질환'이다. 단일 질환으로는 심장 때문에 가장 많이 사망한다는 의미다. 심장에는 다양한 질환이 있지만 그중 가장 많이 알려진 질환이 바로 심근경색이다. 대표적인 치료법은 심장 스텐트다.

우리나라 심장내과 명의 중에는 '심장 치료의 세계 표준을 바꾼 사람'으로 통하는 박승정 교수가 있다. 그는 우리나라에 심장 스텐트 치료를 처음 도입한 의사이자 치료 성적을 획기적으로 개척한 사람이다. 그의 이름 앞에는 늘 최고의 수식어가 붙는다. 그래서 박승정 교수를 만나자마자 물었다. "왜 이렇게 심장 때문에 많이 사망하나요?" 그의 답은 명료했다. "예측할 수 없으니까요."

결정적으로 혈관이 막히는 경우를 예측할 수 없어 궁극적으로 예방이 불가능하다는 것이다. 이뿐만 아니다. 심장을 먹여 살리는 주요 혈관인 관상동맥은 80~90%가 막혀도 대부분 증상이 없다. 천천히 막히기 때문에 자신이 심장 질환이라고 알아채는 환자는 전체의 20%도 채 되지 않는다. 주요 증상은 단지 소화가 잘 안되고 식은땀이 나고 속이 매슥거릴 뿐이다. 실제 심근경색을 경험하는 많은 환자가 소화제를 먹거나 일찍 잠자리에 드는 등 치료와 관련 없는 무의미한 시간을 보내다 골든 타임을 놓치게 된다.

만일 어떠한 이유로도 심장 혈관이 막혀 산소와 영양분이 심장에 공급되지 않으면 심장 근육이 괴사하기 시작한다. 치료법은 혈관을 재개통해 주는 것인데 최근 들어선 스텐트 시술을 많이 한다. 해마다 약 7만여 건의 심장 스텐트 시술이 시행되고 있다. 스텐트 시술은 대퇴부의 혈관을 통해 카테터라는 가느다란 관을 심장 혈관까지 밀어 넣어 막힌 곳을 조심스레 뚫어준 다음, 다시 좁아지지 않게 '스텐트'라는 금속 물질을 넣어 펴주는 시술이다. 작고 길쭉한 원통형 우산을 막힌 혈관까지 보낸 후 펴주는 원리라고 생각하면 이해하기 쉽다.

원리는 간단하지만 생각해 보면 아득하다. 치료해야 할 지점까지 도달하려면 대퇴부, 즉 다리에 있는 혈관에서 시작해 심장의 막힌 혈관까지 도달해야 한다. 움직이는 심장에 붙은 그 좁은 혈관에서 막힌 곳을 찾아 스텐트를 넣고, 펼치고 나와야 한다는 말이다. 이 마법에 가까운 과정이 오로지 의사의 손으로 이뤄진다.

시술이 시작되면 그의 시선은 혈관을 볼 수 있는 영상에 고정돼 있다. 흑백으로 처리된 영상에서 검은색 가느다란 선이 혈관이다. 심장이 박동하며 피를 보낼 때마다 혈관은 검게 나타났다가 사라진다. 검게 나타난 혈관에서 길게 이어져야 할 부분이 좁아져 있으면 거기가 바로 목표점이다. 그의 손이 빠르고 섬세하게, 때론 리듬 있게 움직이며 기구를 넣어 심장의 막힌 혈관까지 보낸다. 시술 시간은 2시간 정도. 얼마나 연습을 하면 가능한 걸까 놀랍기만 하다.

박승정 교수는 〈명의〉 최다 출연자 중 한 분이었다. 2008년, 2012년…… 그를 만날 때마다 나도 모르게 정년을 가늠해 보곤 했다.

'이분이 은퇴하고 나면 그 자리는 누가 대신하나?' 하는 걱정 때문이었다. 2012년 두 번째 출연 방송을 준비할 때 박승정 교수는 후배들과 같이 출연하고 싶다 했다. 심장내과를 혼자 끌고 가는 것이 아니라는 이유였다. 두 명의 후배 교수는 박승정 교수가 믿고 자랑할 만한 의사였다. 무엇보다 자신이 '박승정 팀'이라는 자부심이 대단했다. 그것은 세계 심장 스텐트를 이끌어 간다는 긍지 같은 것이었다. 서로에 대한 존경 그리고 그들의 끈끈한 팀워크를 볼 때면 괜스레 흐뭇했다.

그중 한 사람이 박덕우 교수다. 그는 2012년 미국 심장학회로부터 '올해 젊은 최고 과학자'로 선정되었다. 아시아 최초이자 전 세계 최연소 수상자였다. 특히 2022년 NEJM(The New England Journal of Medidine: 미국 매사추세츠 의사협회에서 발행하는 의학 논문 학술지)에 실린 '스트레스 검사의 선택 적용'에 관한 논문 덕분에 스트레스 검사는 가슴 통증이나 호흡 곤란 등을 동반한 경우에만 시행해도 되는 것으로 바뀌었다. 그의 연구로 인해 임상적 근거가 불확실한 검사를 최소화할 수 있게 되었다. 그해 〈명의〉 제작팀이 전문 조사 기관에 의뢰한 '명의 보고서'에서 박덕우 교수는 차세대 명의로 선정되었다.

그런데 10년간 무슨 일이 있었는지 소년 같은 미소는 그대로인데 머리는 반백이 돼 있었다. 나의 궁금증은 박덕우 교수의 진료실 앞에서 기다리는 동안 풀렸다. 대기실은 장사진이었다. 전국 각지에서 온 환자들이 그의 진료를 기다렸다. 하루 100여 명을 진료하지만 늘 몇 달 치 예약이 밀려 있었다. 무리해 진료를 보는 이유를 물어보니 시간을 쪼개고 쪼개어 외래 진료를 보지 않으면 진료를 보고 싶어 하는 환자들이 수개월이나 밀리기 때문이라고 한다. 그래서 무리인 줄 알면서도 최대한 환자를 받는다. 그뿐 아니다. 진단을 받고 치료를 기다리는 환자들을 한 명이라도 더 보기 위해 스텐트 시술을 시작하는 시간은 20년째 새벽 6시 30분이라고 한다.

그러니까 20년째 매일 새벽에 출근한다는 얘기다. 워라밸은 둘째 치고 요즘 같은 세상에 심장내과를 전공하기 위해 수련하는 의사가 있을까 싶었다. 예측대로 심장내과는 전공의 선택 중 후순위로 몇 년째 거의 꼴찌를 기록하고 있다.

가끔 그를 진료실에서 만나는 사이가 됐다. 여전히 환자는 많고 그의 흰머리는 작년보다 더 늘었다. 일 년 넘게 의료 시스템이 제대로 작동하지 않는 상황을 보며 그에게 소회를 물은 적이 있다. 심장내과를 선택한 것을 후회하지 않느냐는 질문에 그는 이런 답을 내놓았다. "환자가 발생하면 밤이나 새벽에 나올 때도 많지만 생사의 갈림길에 있는 환자를 살린다는 보람과 자부심이 크거든요. 후배들이 그런 걸 좀 알면 좋겠는데 오히려 지원자가 점점 줄고 있으니 안타까워요."

　나도 안타깝다. 실은 안타깝다는 말로도 다 표현하지 못할 만큼 무섭다. 우리나라는 곧 초고령화 사회로 접어든다. 2023년부터 70대 이상 인구가 20대 인구를 넘어섰다. 65세 이상 고령 인구도 전년보다 46만 명 늘어 전체 인구 가운데 약 19%를 차지하고 있다. 고령화 사회에서 심장 질환은 피하기 어렵다. 오래 사용한 심장은 문제를 일으킬 확률이 높기 때문이다. 박승정 교수는 퇴임 후에도 석좌교수로 남아 환자들을 치료하고 있다. 아직은 시간이 많이 남았지만 박덕우 교수도 은퇴하는 날이 올 것이다.
　그들이 이루어 놓은 의료적 성과를 이어받고 배우고 더 성장시킬 누군가가 우리에게 필요하다. 그런데 이 귀한 것을 받을 이가 점점 줄어든다고 하니 10년, 20년 후를 상상하면 심장이 쪼그라드는 것 같다. 요즘은 내가 나이 드는 것보다 내가 만났던 명의들이 나이 들어가는 것이 더 아깝고 야속하다. 진심 그렇다.

우리는 암을 치료하려고 사는 게 아니에요

이진수 | 종양내과
(전) 국립암센터 원장

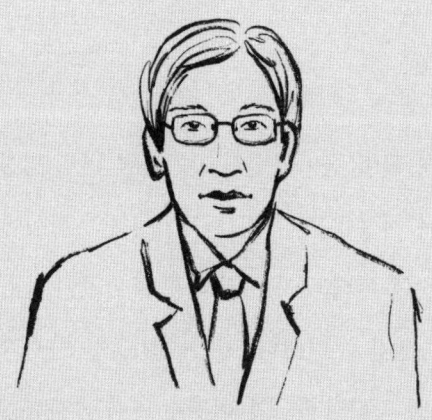

"우리는 말이에요. 의미 있게 살려고 치료받는 것이지 암을 치료하려고 사는 게 아니에요. 암 치료하는 데만 매달려서 가족들과 여행도 못 가고, 아이 졸업식에도 못 가고, 친구들도 못 만나고, 그렇게 살지 마세요."

1992년 여름, 아버지가 폐암 진단을 받고서야 질병 앞에서 나는 아무 것도 할 수 없는 사람이라는 것을 깨달았다. 아무리 사랑한다 해도 할 수 있는 게 없었다. 수술이 불가능한 폐암 4기. 주치의는 아버지에게 6~12개월 정도의 시간이 남았을 거란 '선고'를 내렸다. 일순간 세상의 모든 빛이 사라졌다. 아버지와 나는 어둠의 터널 어디쯤 서 있었다.

〈명의〉는 여섯 팀이 돌아가면서 6주에 한 편씩 방송을 제작한다. 작가와 피디들은 계절에 따라 혹은 시청자들의 관심에 맞춰 제작할 질환을 고른다. 처음부터 내가 가장 다루고 싶었던 질환은 '폐암'이었다. 하지만 꼭 그만큼 두려웠다. 차마 환자들을 마주할 용기가 나지 않았다. 그러던 중 국립암센터의 '이진수 박사'에 대해 알게 되었다.

그는 서울대 의대를 졸업한 후, 1978년 미국으로 건너가 종양내과 전문의 자격을 취득했다. 1985년부터 2001년까지 미국 텍사스주 휴스턴에 있는 'M.D. 앤더슨 암센터'에서 흉부 및 두경부 종양내과 교수로 근무하며 폐암 관련 논문 수백 편을 발표한 세계적인 의사였다.

그런 그가 2001년 국립암센터로 오게 된 것이다. 〈명의〉가 이진수 박사를 찾은 것은 2007년 12월. 어째서 그를 '폐암 치료의 최고 의사'라 하는지 알고 싶었다.

이진수 박사의 진료실 앞에는 대부분 폐암 3기나 4기의 환자들이 대기하고 있었다. 이미 암이 양쪽 폐에 퍼졌거나 주 기관지 부근의 림프절로 번져 수술이 불가능한 환자들이었다.
70대의 폐암 4기 환자가 진료실에 들어오자마자 물었다. "박사님, 나 얼마나 삽니까?" 이진수 교수는 웃으며 말한다. "살 때까지는 살아요. 오늘 당장 안 죽어요." 그러자 환자는 죽기 전에 아들 결혼하는 것 보고 싶으니 아들 중매를 서 달라고 졸랐다. 새로 바꾼 항암 치료제가 효과가 좋아 더 살 것 같다고 덧붙이며 말이다.
또 다른 환자가 들어왔다. 그녀는 앉기도 전에 얘기부터 시작한다. "박사님, 영 신기하대요. 이번 항암제는 살 만해요. 지난번 거는 차라리 죽지 싶더니만."

당시 '이레사'라는 표적 항암제가 개발돼 사용되기 시작했다. 이진수 박사는 미국에서 사용하던 이 신약을 국내 환자에게도 처방했다. 특히 기존의 항암제로는 반응이 없고 부작용이 심했던 환자들을 중심으로 환자의 상태와 약에 대한 부작용, 반응에 따라 항암제를 처방했다. 진료실에서 내가 보았던 것처럼 확실히 효과가 나타나는 환자가 많았다. 하지만 당시 그 신약은 의료보험에 적용되지 않았다. 그는 보건복지부에 강력히 이의를 제기하며 기준 변경을 요구했다. 2년의 노력 끝에 기준은 바뀌었고 더 많은 환자가 신약의 혜택을 받았다.

그리고 2010년 이진수 박사는 이 표적 항암제의 효과를 분석한 연구 결과를 세계폐암연구협회IASLC의 공식 학회지인 『Journal of Thoracic Oncology』에 발표했다. 전신 수행 상태가 나빠 기존 항암 치료가 어려운 환자군, 특히 비흡연 여성 선암 환자군에서 종양 감소율 50%, 무병 진행 기간 130일, 생존 기간 236일의 효과가 나타났다는 결과였다. 이진수 박사의 환자들이 4기 폐암 진단을 받고도 어떻게 일상을 누리며 살았는지, 왜 치료 과정이 전보다 나아졌는지 알 수 있는 논문이었다.

그는 국립암센터에서 폐암센터장, 부속병원장, 연구소장을 거쳐 원장직을 두 번 연임하고 은퇴한 후 건강보험심사평가원의 진료심사평가위원장을 4년간 맡았다. 그는 다른 장기로 전이된 상태인 4기 암을 두고 '말기 암이다.', '암 선고받았다.'라고 말하는 것을 가장 싫어

한다. 그리고 암 생존자, 암 환자라는 말 대신 '나도 암 한번 경험해 봤다.'는 의미로 '암 경험자'라 부르자고 한다. 그 역시 가장 사랑하는 어머니와 할머니가 암을 '선고'받고 얼마나 절망했는지 잘 알기에 하는 말이었다.

"우리는 말이에요. 의미 있게 살려고 치료받는 것이지 암을 치료하려고 사는 게 아니에요. 암 치료하는 데만 매달려서 가족들과 여행도 못 가고, 아이 졸업식에도 못 가고, 친구들도 못 만나고, 그렇게 살지 마세요."

환자들에게 꼭 하고 싶은 말이 무엇이냐 물었을 때 이진수 박사는 이렇게 답했다. 맞다. 그렇게 살지 말아야 한다. 우리는 간혹 본질을 놓치고 산다. 살려고 치료하는 것인지 치료하려고 사는 것인지조차 구분하지 못한다. 목표를 정하면 온통 그 목표를 이루는 것에만 애를 태운다. 그러니 왜 살려고 하는지도 잊고 자꾸 병만 고치려고 한다.

아프지 않은 사람도 마찬가지다. 살려고 일하는지 일하려고 사는지 자꾸 잊는다. 그러면서 시간을 허비한다. 형편이 좀 나아지면, 이번 일만 좀 끝내면, 대학에 가고 나면, 취직하고 나면…… 그때 나를 위한 시간을 갖겠다고 말한다. '나중'이 신기루라는 것을 모르는 사람처럼 말이다.

수술이 불가능하다는 진단을 받고 집으로 돌아온 아버지는 두 달 후 직장으로 복귀했다. 방사선과 항암 치료를 받으면서도 마당의 수국과 작약을 가꾸고 기념우표가 나오는 날이면 우체국에 줄을 서곤 했다. 여름이면 야구 구경을 갔고 가을이면 대둔산을 올랐다. 아버지의 투병을 보면서 환자들이 가장 회복하고 싶어 하는 것은 '일상'이란 걸 알았다. 소소하고 평범하게. 아침에 일어나 출근을 하고 직장 동료들과 점심을 먹고 귤이나 붕어빵을 들고 퇴근하는 삶. 생의 마지막 순간에 도착했음을 알아챘을 때, 우리가 가장 절실하게 바라는 단 하루는 아마도 그런 날일 것이다.

평화롭고 평범하게 살았던 어떤 하루. 누구도 아프지 않고 누구도 눈물 흘리지 않았던 날. 돌이켜보면 최고 행복했던 날은 그렇게 평범한 하루였다.

아버지는 선물 같은 600일을 가족과 함께했다. 우리에겐 그 시간이 있어서 다행이었다. 떠날 줄 알았기에, 시간이 많지 않다는 사실을 알았기에 우리는 절실했다. 고맙다, 사랑한다 말할 수 있었다.

암은 끈질기게 육신을 공격했다. 시간이 별로 남지 않음을 인정해야 했다. 아버지의 곁에서 병실을 지킨 지 2주가 되던 어느 밤, 강한 진통제로 의식이 혼미했던 아버지가 잠에서 깨었다. 당신의 침대 밑,

좁은 보호자 침대에 누운 딸이 안쓰러웠던지 아버지는 침대 위 당신 옆에 자리를 내어 주셨다. 나는 아버지와 함께 집중 관리실 침대에 나란히 누웠다. 어릴 적 그랬던 것처럼 아버지 품에 안겨 오랜만에 단잠을 잤다. 꿈도 없었다. 그것이 아버지와의 마지막 밤이었다.

작가 노트

마지막을 위한 준비

병원에는 병원의 말이 있다. 한 병실이나 병동에 입원해 서로의 고통을 들키던 이들이 퇴원할 때면 잘 가란 인사 대신 "다시 보지 맙시다."라는 말로 축언을 한다. 완쾌를 이루라는 격려의 말이자 부디 건강해지라는 당부의 말이다. 그런가 하면 "집에 갑시다!"라는 말도 있다. 이는 수술 후 통증을 호소하는 환자에게도, 기력이 떨어져 축 처진 이에게도, 밥맛이 없어 아무것도 먹지 못한다는 환자에게도 다 통하는 마법의 말이다. 특히 고령의 환자들에게는 더욱 그랬다.

회진 시간이 되어 주치의를 만나면 수술 경과나 남은 치료를 묻는 대신 "집에 언제 보내줄 거냐?"고 물었다. 그 귀한 회진 시간에 물어볼 말이 그것뿐일까 싶지만 어제도 오늘도 모든 관심의 끝은 집이다.

그러다 '집 타령'이 민망해지면 공연히 집에 두고 온 강아지의 밥 걱정이나 텃밭에 물 줄 걱정을 하며 집에 서둘러 돌아가야 할 이유를 만들어내곤 했다. 그러니 병원에서는 '집에 가야지'라는 말이 모든 소망의 최대치였다.

WHO의 통계 발표에 의하면, 기대 수명과 건강 수명의 격차가 17년 정도 된다. 생의 마지막 20여 년을 건강하지 않은 채 보낼 확률이 높다는 얘기다. 초고령화 사회가 되면서 노인 돌봄과 임종의 공간에 대한 사회적·개인적 고민이 많아졌다. 어디서 돌볼 것인가, 누가 돌볼 것인가라는 질문에는 '인간의 존엄' 그리고 생의 마지막 순간에 대한 물음이 담겨 있다.

건강하지 못한 채 생의 마지막을 보내야 한다면 집이 아닌 공간에서 임종을 맞을 거란 얘기다. 물론 지금의 내가 그 마지막의 내가 아닐 수 있다. 하지만 낯선 곳, 불안한 장소에서 생을 마감하고 싶지는 않다. 그래서 병이 나아서 돌아가든 낫지 못한 채 돌아가든 환자들이 생각하는 집은 인간다움을 지킬 수 있는 가장 완전한 공간일지 모른다.

환자가 되어본 사람은 안다. 환자복으로 갈아입는 순간, 멀쩡한 것 같던 육신도 그에 깃든 정신도 환자가 돼버리고 만다는 것을. 자는 시간과 먹는 시간조차 스스로 정할 수 없음에 좌절하는 것도 잠시, 잇단 검사와 정밀한 측정이 정신없이 이어진다. 주렁주렁 주삿바늘을 달고 사방이 창백한 병실에 누운 고령의 환자들은 병동 안에서도 가장 불안한 이들이다. 그들의 소망은 병이 낫는 것보다 집으로 돌아가는 것이다.

아버지 역시 그랬다. 독한 진통제에 취해 있다가도 정신이 맑아질 때면 "집에 가야 하는데……"라며 집 걱정을 하셨다. 그 집은 아버지가 서른일곱에 장만한 붉은 벽돌 이층집이었다. 거기서 네 남매는 자전거를 배웠고 수국과 작약의 꽃말을 익혔다. 가을이면 붉은 석류가 툭툭 익어갔고 겨울이면 김장 김치가 보물처럼 마당 깊은 곳에 묻혔다. 아버지는 마당과 집 안 구석구석이 걱정돼 집에 돌아가고 싶다고 했지만 실은 병원에서 '운명'하는 게 두려웠던 것 같다.

당시만 해도 병원에서의 죽음은 객사였다. 가족이 있고 이웃과 정상적인 관계 속에 살았던 사람들은 절대로 집 밖에서 죽으면 안 된다는 것이 당시의 보편적 생각이었다. 아버지는 그 걱정을 하셨던 거다.

지금 같으면 통증 완화 처치를 받으며 집으로 돌아갔을 텐데……. 가서 아버지가 가꾸던 수많은 선인장과 그 여름 푸르게 자라던 백일

홍과 맨드라미에 눈길 주고 공들여 모은 우표가 담긴 액자나 마르고 닳도록 보았던 김찬삼의 세계 여행 책을 넘겨 볼 수도 있었을 텐데……. 끔찍이도 사랑했던 네 남매의 이름도 부르고 팔뚝도 만져보며 체온을 나눌 수도 있었을 텐데……. 그러지 못했다. 끝까지 아버지를 붙들고 있던 병원은 운명할 순간이 되어서야 아버지를 내주었다.

 우리 남매와 아버지를 태운 구급차는 힘껏 집으로 달렸다. 이미 아버지는 자발적인 호흡이 불가능한 상태였기에 동행한 의사는 작은 인공 호흡기로 아버지를 붙들고 있었다. 그리고 집에 도착하자마자 사망을 선고했다. 우리는 아버지로부터 듣고 싶은 말을 듣지 못했고 아버지는 하고 싶은 말을 하지 못했다. 죽음은 누구에게나 슬프고 비참한 결말이지만 마흔아홉 아버지의 죽음은 유독 더 허망했다. 친구를 잃은 아버지의 친구들은 골목길에 조등을 걸고 사흘을 울었다. 그리고 그 후로 30년이 지난 이 여름에도 우리 네 남매는 아버지의 무덤에 엎드려 운다.

 패트릭 브링리가 쓴 『나는 메트로폴리탄 미술관의 경비원입니다』를 보면 지은이가 골육종이라는 암과 투병하는 형과의 마지막 몇 달을 이야기하는 부분이 나온다. 생물·수학 분야의 박사 과정을 밟던

형 '톰 브링리'는 지역에서도 알아주는 수재였고 미식축구 경기를 할 때면 센터를 맡을 만큼 건장했으며, 무엇보다 동생 패트릭에게는 자부심이자 자랑이었다. 형이 환자가 되자 뉴욕은 하루아침에 암 병동이 되었다. 그는 퇴근 후 처음엔 형의 아파트로, 그다음 마지막 일 년은 병실로 가서 형과 시간을 보냈다. 십자말풀이나 야구 얘기를 하고 신문과 책을 읽었다. 가족과 친지, 친구들도 순례자처럼 병실을 찾아 톰과 시간을 보냈다. 이미 그 병실은 톰의 집 역할을 해주고 있었다.

내가 인상 깊게 읽은 부분은 위기의 순간이 오자 형이 가족들을 한 사람씩 불러 작별 인사를 했다는 대목이었다. 동생은 형의 방에 들어갔다가 나와서 형의 말을 재빨리 노트에 옮겨 적었다. "이제 곧 말을 못 하게 될 거야. 하지만 행복해. 여러 가지로 운이 좋았지. (……) 넌 걱정 안 해. 훌륭한 녀석. 사랑해. 나도 괜찮은 사람으로 산 것 같아. 행복한 추억이 많아. 너랑 이야기한 것도 좋은 추억이야." 다행히 그날이 임종의 날은 아니었지만 환자도 가족들도 마지막에 나눌 대화를 미리 한 셈이었다.

집이 삶의 마지막 시기를 보내기에 최선의 장소라는 주장을 하고자 하는 것은 아니다. 돌봄의 기간이 4~5년 정도로 길어질 수 있는 상황에서 무조건 가족들이 돌봄을 해야 한다는 것도 아니다. 나 역시 자발적인 활동이 불가하다면 돌봄 시설에 나 자신을 맡길 것이다. 내가 말하고 싶은 것은 '집'에서처럼 대화를 나누고 안온한 시간을 보내다가 떠날 수 있어야 한다는 것이다. 임종 전 완화 의료는 그런 것이어야 한다. 치료할 수 없는 시기에 도달했다면 이제 인간으로서 존엄을 잃지 않으며 이 세상에서의 마지막 날들을 보낼 수 있도록 도와주면 좋겠다. 그리고 그곳이 가능하면 집이나 집 같은 곳이라면 큰 축복이겠다.

 바쁘게 살아가는 매일의 일상에서 가끔, 그 마지막 날을 떠올린다. 나는 누워서 어느 벽을 볼까? 내 영혼과 몸이 담길 마지막 집은 어디일까? 무병장수를 빌며 수의를 마련했던 것처럼 집에서의 마지막을 떠올려보는 것. 오늘을 허투루 살지 않기 위한 짧은 기도를 그렇게 바친다.

에필로그

삼십 대 후반에 시작해 오십 대 중반이 되어 그만둘 때까지, 인생의 황금기를 〈명의〉를 집필하며 보냈다. 그래서 유난히 애틋하고 소중한 '나의 업'이었다. 그때도 지금도 앞으로도 나를 설명하는 가장 첫 단어는 아마도 '〈명의〉 작가'일 것이다.

집필을 맡은 분야를 의대생처럼 공부했다. 노트에 해부도를 그리고 정맥과 동맥에 형광펜을 칠하고 심장 위에 관상동맥을 그려 넣고 간과 폐의 분절도를 표시해 보기도 했다. 환우 카페나 블로그를 찾아가 환자들의 고민과 걱정을 알아보기도 했고 최신 치료법을 찾아보기도 했다. 그런 다음에는 '명의'를 만나 의사로서 '지금 무엇을 이야기할 것인가?'를 함께 고민했다. 환자와 보호자를 만나 함께 울기도

하고 위로를 주고받기도 했다.

　그러다 보니 명의를 집필했던 시간은 무엇보다 나에겐 치유의 시간되었다. 수많은 환자를 만나면서, 아버지가 떠올라 눈물을 흘리면서, 그들의 완치를 빌면서…… 나는 눈물을 조금씩 그칠 수 있었다.

　그러므로 이 책을 빌려 먼저 〈명의〉를 집필하는 동안 만났던 환자들과 가족들에게 감사를 전한다. 치료를 맡은 의사를 존중하고 존경하는 마음으로 흔쾌히 출연에 동의해 주셨던 그 마음을 알기에 더욱 감사하다. 또한 감당하기 어려운 진료와 수술 일정에도 흔쾌히 마음과 시간을 내주었던 '명의'들께도 감사를 전한다. 물론 그동안 만났던 130여 명의 '명의 선생님'을 전부 글로 쓸 수 없어 아쉽지만 이렇게나마 카메라 뒤의 이야기를 남길 수 있어, 방송을 하며 진 빚을 조금 갚게 되었다.

　이번에 출간 소식을 전하며 20여 분의 교수님께 연락을 드렸다. 그간의 긴 시간을 증명이라도 하듯 퇴임한 분이 절반쯤 됐다. 그런데 고마웠던 것은 퇴임 후에도 더 완벽한 치료를 위해 해외에서 활동하거나, 자신이 꿈꾸던 진료 환경을 만들고 있다는 소식이었다. 무엇보다 가슴 뭉클했던 것은 '초심을 잃지 않고 남은 인생을 환자를 위해 쏟겠다.'는 답장이었다. 그 고마움을 어찌 표현할지 모르겠다.

17년간 얼마나 많은 일이 있었던가. 시청자들의 항의, 명의 선정 방식에 대한 의혹에 찬 눈들, 메르스나 코로나19와 같은 감염병으로 인한 제작 중단. 노심초사하며 〈명의〉와 함께했다. 집필을 오래 하면 일이 쉬워질 줄 알았는데 실은 해를 거듭할수록 더 어려워지고 책임의 무게는 나날이 늘어만 갔다. 병원의 촬영 조건도 많이 바뀌어 제작이 점점 어려워져 갔다. 더 세밀하게 계획하고 준비해야 했다.

늘 시간이 부족했다. 3주 안에 촬영을 마치고 1주일간의 편집과 원고 과정을 거쳐야 하기에 작가들은 걱정도 많고 일도 많았다. 그 시간을 서로 의지하며 집필했던 안선효, 김미수 작가의 우정과 연대에 감사를 전하고 싶다. 작가로서의 기획력과 구성력은 물론이고 책임감과 통솔력까지 있는 두 동료가 있었기에 긴 시간 포기하지 않고 '〈명의〉 작가'로 살 수 있었다.

2007년 3월, 세상에 없던 새로운 의학 다큐멘터리 〈명의〉를 기획·제작하여 세상에 내보낼 수 있도록 해준 EBS와 탁월한 리더십으로 이끌어준 우리의 팀장 김병수, 김우철, 한송희 부장께도 고마움을 전하고 싶다. 제작진을 믿고 맡겨준 덕분에 다양한 기획을 시도해 위기를 넘기는가 하면, 국민적 관심을 얻기도 했다. 한 방송 프로그램이 방송사의 대표 프로그램이 되고 장수를 하기까지는 참으로 많은 이의 수고와 협력이 뒷받침되어야 한다. 나와 한 팀을 이뤘던 7명의 연출자 그리고 한 팀으로 일했던 수많은 후배 작가와 조연출에게도 각별한 마음을 보낸다. 어려운 제작 환경 속에서도 늘 최선의 결과물을 만들기 위해 애써주어 고맙고 든든했다.

한 권의 책으로 세상과 만날 수 있도록 정성을 기울여준 몽스북의 안지선 대표와 집필 과정에서 열심히 피드백을 주신 마케팅팀에 감사를 드린다. 그리고 바쁜 프리랜서로 살아가는 큰딸을 맛있는 반찬으로 뒷바라지해 주신 친정어머니와 '며느리'보다는 '쓰는 사람'으로 살도록 격려해 주시는 아버지와 어머니의 응원도 큰 힘이 되었다.

무엇보다 〈명의〉를 집필하는 동안 어린이에서 성인으로 멋지게 성장해 준 두 아들 허윤과 허준, 늘 곁에서 내가 해야 할 일과 가야 할 길을 찾도록 도와주는 남편 허욱에게 고마운 마음을 전하고 싶다.

양희

명의가 필요한 순간
〈명의〉 작가가 17년 동안 만난 기적의 순간들

초판 1쇄 발행 2025년 10월 27일
지은이 양희
펴낸이 안지선

편집 신정진
디자인 다미엘
의학자료 김소명
마케팅 타인의취향 김경민·김나영·강지민·김하영
경영지원 강미연

펴낸곳 (주)몽스북
출판등록 2018년 10월 22일 제2018-000212호
주소 서울시 강남구 테헤란로 151 1006호
이메일 monsbook33@gmail.com

© 양희, 2025
이 책 내용의 전부 또는 일부를 재사용하려면
출판사와 저자 양측의 서면 동의를 얻어야 합니다.
ISBN 979-11-995392-0-4

mons
(주)몽스북은 생활 철학, 미식, 환경, 디자인, 리빙 등 일상의 의미와 라이프스타일의 가치를 담은 창작물을 소개합니다.